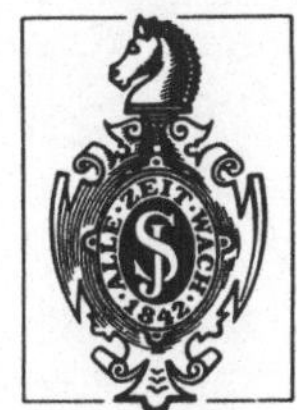

B. Runnebaum   M. Breckwoldt   (Hrsg.)

Leuprorelinacetat –
Ein neues GnRH-Analogon

Grundlagen und Klinik

Mit 26 Abbildungen und 20 Tabellen

Springer-Verlag
Berlin Heidelberg New York
London Paris Tokyo
Hong Kong Barcelona
Budapest

Prof. Dr. med. Dr. med. h. c. Benno Runnebaum
Ärztlicher Direktor der Abteilung für Gynäkologische
Endokrinologie und Fertilitätsstörungen
der Universitäts-Frauenklinik Heidelberg
Voßstraße·9, 6900 Heidelberg

Prof. Dr. med. Meinert Breckwoldt
Direktor der Universitäts-Frauenklinik
Klinikum der Albert-Ludwigs-Universität
Hugstetter Straße 55, 7800 Freiburg

ISBN-13:978-3-540-55721-0

Die Deutsche Bibliothek – CIP-Einheitsaufnahme
Leuprorelinacetat- – Ein neues GnRH-Analogon: Grundlagen und Klinik/
B. Runnebaum; M. Breckwoldt (Hrsg.) Berlin; Heidelberg; New York; London;
Paris; Tokyo; Hong Kong; Barcelona; Budapest: Springer, 1992
ISBN-13:978-3-540-55721-0   e-ISBN-13:978-3-642-77666-3
DOI: 10.1007/978-3-642-77666-3
NE: Runnebaum, Benno; Brechwold, Meinert [Hrsg.]

Satz: Mitterweger Werksatz GmbH, Plankstadt

21/3130-5 4 3 2 1 0 – Gedruckt auf säurefreiem Papier

Vorwort

Durch den Einsatz von Gonadotropin-Releasinghormon (GnRH)-Analoga zur Behandlung von Endometriose und Uterus myomatosus sind neue Möglichkeiten in der medikamentösen Therapie gegeben. Ganz generell ist diese Therapieform eine Weiterentwicklung im Vergleich zu den Behandlungen mit Gestagenen oder Androgenen.

Inzwischen wurden zahlreiche Analoga von GnRH synthetisiert (Agonisten oder Antagonisten), deren Anwendung einer reversiblen biochemischen Kastration gleichkommt. Diese Peptide haben die Therapie der Krankheiten, die von den Gonadotropinen und damit von den Sexualsteroiden abhängen, grundlegend geändert, da sie nicht die metabolischen Wirkungen der Steroide haben.

Der Östrogenentzug ist das wichtigste Prinzip der Endometriosetherapie. Aus diesem Grunde sind GnRH-Analoga prädestiniert für diese Therapie. In welcher Weise Progestagene, Antigestagene oder Androgene günstige Effekte auf die Endometrioseherde ausüben, bleibt weiterhin fraglich. Es hat sich gezeigt, daß bei 20–30% aller Endometrioseherde kein Besatz mit Östrogen- und Progesteronrezeptoren nachweisbar ist; ob aus diesem Grunde Therapieversager zu erwarten sind, muß offenbleiben.

Es ist möglichst bei der Primärdiagnose zu entscheiden, ob sofort eine chirurgische Behandlung indiziert ist, bevor eine über gewöhnlich 6 Monate dauernde Therapie angesetzt wird. Die erste diagnostische Maßnahme ist von entscheidender Bedeutung und erfolgt heute vornehmlich durch Pelviskopie (Laparoskopie). Frische Endometrioseherde können leicht übersehen werden, was für die Patientin erhebliche Konsequenzen haben kann. Deswegen sollte die Endometriosediagnose immer von einem erfahrenen Operateur überprüft werden und die Ausdehnung nach einem Score (z.B. AFS) festgelegt werden. Anzustreben ist immer eine histologische oder zytologische Sicherung der Befunde. Von Interesse ist die Tatsache, daß geringfügige Endometrioseherde bei meist makroskopisch unauffälligen Tuben die Fertilität der Frau erheblich herabsetzen. Bei allen medikamentösen Bemühungen ist die Schwangerschaftsrate bei leichter Endometriose (AFS-Stadium I und II) nicht signifikant zu steigern. Als Ursachen hierfür werden endokrine und parakrine Veränderungen vermutet, die sich ungünstig auf die Follikelreifung, auf die Gelbkörperfunktion sowie auf die Funktion der Tuben auswirken. Letztlich sind diesbezügliche pathogenetische Zusammenhänge noch weitgehend ungeklärt.

Leichter ist es mit der Diagnostik der Myome, die heute durch Ultraschall in Größe und Lokalisation recht genau ermittelt werden können. Myome sind die häufigsten Tumore des weiblichen Genitaltraktes, d.h. etwa 40% aller Frauen im fertilen Alter haben Myome. Die Therapie richtet sich nach Familienplanung, Symptomatik und Alter der Frau. Bei abgeschlossener Familienplanung erfolgt bei symptomatischem Uterus myomatosus meistens die Hysterektomie. Mit dem Einsatz von GnRH-Analoga ist heute ein differenziertes Vorgehen möglich. Bei Frauen mit unerfülltem Kinderwunsch kann mit GnRH-Analoga in den meisten Fällen eine beträchtliche Myomreduktion erreicht werden, wodurch der operative Eingriff erleichtert und häufig blutungsärmer wird. Immer lohnt sich eine Therapie bei Frauen mit Anämie und Uterus myomatosus, da hierdurch die Morbidität bei operativer Therapie herabgesetzt wird.

Über Indikationen, Therapieerfolge und Grenzen des Einsatzes von GnRH-Analoga bei Endometriosis genitalis externa und bei Uterus myomatosus wird in den entsprechenden Beiträgen berichtet, wobei auf die Besonderheiten von·Leuprorelinacetat (Enantone-Gyn) eingegangen wird. Wegen der aktuellen Aspekte in der Therapie von Endometriose und Uterus myomatosus wünschen wir diesem Buch eine schnelle und weite Verbreitung.

Heidelberg und Freiburg,
im Juli 1992

Benno Runnebaum
Meinert Breckwoldt

Inhaltsverzeichnis

Mitarbeiterverzeichnis

Dr. med. R. Behrens
Frauenklinik des St. Josefs-Hospitals Wiesbaden,
Akademisches Lehrkrankenhaus der Universität
Frankfurt am Main, Salmstraße 15, 6200 Wiesbaden

Prof. Dr. med. Meinert Breckwoldt
Direktor der Universitäts-Frauenklinik,
Hugstetter Straße 55, 7800 Freiburg

Prof. Dr. med. Ingrid Gerhard
Oberärztin der Abteilung für Gynäkologische
Endokrinologie und Fertilitätsstörungen
der Universitäts-Frauenklinik Heidelberg,
Voßstraße 9, 6900 Heidelberg

PD Dr. med. Gerald Hoffmann
Chefarzt der Frauenklinik des St. Josefs-Hospitals
Wiesbaden, Akademisches Lehrkrankenhaus
der Universität Frankfurt am Main,
Solmsstraße 15, 6200 Wiesbaden

Prof. Dr. med. Thomas von Holst
Leitender Oberarzt der Abteilung für Gynäkologische
Endokrinologie und Fertilitätsstörungen der
Universitäts-Frauenklinik Heidelberg, Voßstraße 9,
6900 Heidelberg

Dr. med. Reinhold Hübner
Leiter der medizinisch-wissenschaftlichen
Takeda-Pharma GmbH, Viktoriaallee 3–5, 5100 Aachen

Dr. med. Marion Kiechle-Schwarz
Universitäts-Frauenklinik,
Hugstetter Straße 55, 7800 Freiburg

PD Dr. med. Ludwig Kiesel
Oberarzt der Abteilung für Gynäkologische
Endokrinologie und Fertilitätsstörungen
der Universitäts-Frauenklinik Heidelberg,
Voßstraße 9, 6900 Heidelberg

Prof. Dr. med. Hans Jürgen Künzig
Chefarzt der Gynäkologischen Abteilung,
Evangelisches Jungstilling-Krankenhaus,
Wichernstraße 40, 5900 Siegen

Prof. Dr. med. Gerhard Leyendecker
Städtische Kliniken Darmstadt,
Chefarzt der Gynäkologischen Abteilung,
Grafenstraße 9, 6100 Darmstadt

Prof. Dr. med. Lilo Mettler
Leitende Oberärztin der Universitäts-Frauenklinik,
Michaelisstraße 16, 2300 Kiel 1

Dr. med. Y. Ordu
Institut für Nuklearmedizin,
Städtisches Klinikum Wiesbaden,
Ludwig-Erhard-Straße 100, 6200 Wiesbaden

Prof. Dr. med. K. Pollow
Leiter der Abteilung für Experimentelle
Endokrinologie der Universität Mainz,
Hochhaus am Augustusplatz, 6500 Mainz

Prof. Dr. med. Dr. med. h.c. Benno Runnebaum
Ärztlicher Direktor der Abteilung für Gynäkologische
Endokrinologie und Fertilitätsstörungen
der Universitäts-Frauenklinik Heidelberg,
Voßstraße 9, 6900 Heidelberg

Prof. Dr. med. Adolf-E. Schindler
Geschäftsführender Direktor des Zentrums
für Frauenheilkunde, Universitätsklinikum Essen,
Hufelandstraße 55, 4300 Essen 1

PD Dr. med. Jörg Spitz
Chefarzt des Instituts für Nuklearmedizin,
Städtisches Klinikum Wiesbaden,
Ludwig-Erhard-Straße 100, 6200 Wiesbaden

Prof. Dr. med. Ludwig Wildt
Oberarzt der Universitäts-Frauenklinik,
Universitätsstraße 21, 8520 Erlangen

Dr. med. Ulrich H. Winkler
Oberarzt am Zentrum für Frauenheilkunde,
Universitätsklinikum Essen,
Hufelandstraße 55, 4300 Essen 1

Prof. Dr. med. Hans Peter Zahradnik
Oberarzt der Universitäts-Frauenklinik,
Hugstetter Straße 55, 7800 Freiburg

Endometriose – Epidemiologie, Ätiologie und therapeutische Aspekte

G. Leyendecker und L. Wildt

Das Auftreten von dem Endometrium ähnlichen Gewebe außerhalb des Cavum uteri wird als Endometriose bezeichnet. Sie begegnet uns am häufigsten als Endometriosis genitalis externa mit Beschränkung der Herde auf die Organe des kleinen Beckens und tritt in unterschiedlichen Schweregraden auf, die von wenigen Endometrioseplaques über Endometriome des Ovars und Adnexadhäsionen zu einer völligen Verschwartung des kleinen Beckens mit Involvierung sämtlicher Organe reichen können. In der Regel korreliert der Schweregrad mit dem Beschwerdebild, was jedoch keineswegs zwingend ist.

Epidemiologie

Schwere Endometriosen führen infolge massiver Adnexverwachsungen zu Sterilität. Auf der anderen Seite wird bei vielen Sterilitätspatientinnen bei sorgfältiger pelviskopischer Abklärung eine Endometriose zum Teil nur minimaler Ausprägung gefunden. Es rührt wohl daher die allgemeine Ansicht, daß die Endometriose generell ein Sterilitätsfaktor sei. Es liegt auf der Hand, daß die Richtigkeit dieser Annahme von weitreichender Bedeutung für therapeutische Konzepte bei Sterilitätspatientinnen mit Endometriose ist.

Aussagen über die Häufigkeit von Endometriosen beruhen in der Regel auf Pelviskopien oder Laparotomien bei einem selektionierten Patientinnengut, also Frauen, die entweder über Beschwerden oder Sterilität klagen. Verläßliche Daten zur Epidemiologie der Endometriose und ihrer wirklichen Assoziation mit der Sterilität lassen sich davon nicht ableiten (Schweppe 1989).

Um diese verfälschenden Faktoren eines selektionierten Krankenguts auszuschalten, hat Moen (1991) die Inzidenz der Endometriose bei einem Kollektiv von Frauen untersucht, bei denen die Indikation zur Pelviskopie lediglich in dem Wunsch nach Sterilisation lag. Es handelte sich um 206 Frauen mit zum Zeitpunkt der Pelviskopie unterschiedlichem Zeitabstand zur letzten Schwangerschaft. Bei 42 Frauen konnte histologisch gesichert eine Endometriose nachgewiesen werden. Betrug der Abstand zur letzten Schwangerschaft weniger als 5 Jahre, so fand sich eine Endometrioseinzidenz von 7,5 %. Bei einem Abstand von 5–10 Jahren betrug sie 19,5 % und stieg bei einem Abstand von mehr als 10 Jahren statistisch signifikant auf 26,8 %.

Offenbar begünstigt eine längere, von Schwangerschaften nicht unterbrochene Zyklustätigkeit die Entwicklung einer Endometriose. Im Gegensatz zu den Ergebnissen der Rochester-Studie, nach denen die Inzidenz der Endometriose in einem unselektionierten Untersuchungsgut mit dem Alter während der reproduktiven Phase ansteigt (Houston et al. 1987) fand Moen (1991) eine solche Korrelation nicht. Es handelt sich jedoch nur um einen scheinbaren Gegensatz, der sich aus der geringen Anzahl von nur 42 Endometriosefällen in der Studie von Moen erklärt, Zweifellos vergrößert sich in einem großen Kollektiv von Frauen mit zunehmendem Alter während der reproduktiven Lebensphase der Abstand zur letzten Schwangerschaft, und nimmt damit die Wahrscheinlichkeit einer Endometriose zu. Nach der Menopause sinkt die Häufigkeit der Endometriose rapide ab (Housten et al. 1987).

Relation von Endometriose und Sterilität

Wenn fast ein Drittel initial fertiler und beschwerdefreier Frauen bei Abstand von mehr als 10 Jahren zur letzten Schwangerschaft eine Endometriose aufweist, so stellt sich die Frage des Krankheitswerts eines solchen Befunds unter dem Aspekt der Einschränkung der Fortpflanzungsfähigkeit. Während bei durch Endometriose bedingten Adnexadhäsionen ein Kausalzusammenhang zwischen der Endometriose und einer Sterilität plausibel ist, so ist bei der leichten Endometriose nicht nur nicht bewiesen, er wird sogar bestritten. Langjährige Sterilität bei leichter Endometriose ohne weiteren pathologischen Befund wird als „idiopathische" Sterilität angesehen.

Bei Pavianweibchen hatte das pelviskopisch gesicherte Vorliegen einer leichten Endometriose keinen Einfluß auf die Schwangerschaftsrate. Sie unterschied sich nicht von derjenigen endometriosefreier Weibchen (D'Hooghe et al. 1991). Moen u. Muus (1991) fanden bei 101 Frauen in der Frühschwangerschaft anläßlich einer im Zusammenhang mit einer Abruptio laparoskopisch durchgeführten Sterilisation eine Inzidenz vorwiegend leichter Endometriosen von 16 %. Sie unterschied sich nicht signifikant von der Häufigkeit (22 %) vorwiegend leichter Endometriosen bei 107 nicht schwangeren Frauen.

Die leichte Endometriose stellt demnach per se keinen Sterilitätsfaktor dar. Zu dieser Auffassung führen auch die Resultate kontrollierter Studien, nach denen sich bei Sterilitätspatientinnen mit leichter und milder Endometriose die kummulative Schwangerschaftsrate zwischen mit Danazol oder mit Medroxyprogesteron behandelten Frauen einerseits und unbehandelten Frauen andererseits nicht unterschied (Hull et al. 1986). Die kummulative Schwangerschaftsrate erreichte nach 24–28 Monaten Beobachtungzeit lediglich einen Wert im Bereich von 40–60 %. Da bei einer Normalpopulation mit nachgewiesener Fertilität die kummulative Schwangerschaftsrate nach 12 Monaten etwa 90 % beträgt (Wilcox et al. 1988), muß die reduzierte Fertilität in dem untersuchten Kollektiv andere, endometrioseunabhängige Ursachen haben. Auch die mikrochirurgische Behandlung von leichten bis mittleren Endometriosen führte zu keinem besseren Ergebnis hinsichtlich der kummulativen Schwangerschaftsrate (Gordts 1989) als ein abwartendes Verhalten (Hull et al. 1986).

Die Entwicklung endometriosebegünstigender Faktoren

Wenn die leichte Endometriose die Konzeptionsmöglichkeit offenbar nicht beeinflußt und das Auftreten der Endometriose bei fertilen Frauen und Sterilitätspatientinnen zwanglos auf den Zeitfaktor einer langjährigen, durch Schwangerschaft nicht unterbrochenen, mehr oder weniger zyklischen Ovarialfunktion zurückgeführt werden kann, so ist bisher der Frage nicht nachgegangen worden, ob gewisse Formen der Sterilität über den reinen Zeitfaktor hinaus das Entstehen einer Endometriose begünstigen können. Systematische Untersuchungen liegen hierzu nicht vor, wenn auch Beobachtungen wie die hohe Inzidenz von Endometriosen von 70–80 % bei Frauen mit unerklärbarer Sterilität (Schweppe 1989), die sog. Endometriose-Trias (hypoplastische Tuben, Lutealinsuffizienz und Endometriose), das LUF-Syndrom (Brosens et al. 1978) und experimentelle Daten auf diese Möglichkeit hinweisen.

So beobachteten Cook und Mitarbeiter (Li et al. 1991) bei Frauen mit Endometriose in 29 % ein „retardiertes Endometrium", während bei Frauen mit andrologischer Sterilität „retardiertes Endometrium" nur in 3 % gefunden wurde. In beiden Gruppen war die Dauer der Sterilität mit 6 Jahren gleich. Ebensowenig unterschieden sich die lutealen Progesteronspiegel. Daher wird die Retardierung des Endometriums von den Autoren auf einen Rezeptormangel zurückgeführt.

Es läßt sich aus diesen und anderen Daten kein geschlossenes Konzept darüber entwickeln, welche Mechanismen über den Zeitfaktor hinaus die Entwicklung einer Endometriose begünstigen und wie sie möglicherweise miteinander in Beziehung stehen. Mechanischfunktionelle Faktoren (tubare Hypoplasie) und endokrine Faktoren (Lutealinsuffizienz) mit konsekutiv eingeschränkter Tubarfunktion könnten die Aussaat und Implantation von Endometriumszellen im Peritonealraum begünstigen.

Bei der Entstehung der Endometriose kommt zweifelsohne den Tuben eine große Bedeutung zu. Von allen Theorien zur Entstehung der Endometriose kann die der transtubaren Transplantation heute den höchsten Grad an Gültigkeit für sich in Anspruch nehmen, wenn auch für die anderen Theorien (Metaplasietheorie, lymphogene und hämatogene Verschleppung) klinische Fallbeispiele angeführt werden können. Die Prädilektionsorte für Endometrioseherde im kleinen Becken haben topographisch einen so deutlichen Bezug zur physiologischen Lage des Fimbrientrichters, daß der tubare Transport von Endometriumszellen aus dem Cavum uteri in die Bauchhöhle als wesentlicher Modus außer Zweifel steht. Dies wird besonders dadurch unterstrichen, daß sich je nach Extremposition des Uterus (Hyperanteflexion, Retroflexion) die Endmetrioseherde gehäuft entweder im vorderen oder hinteren Kompartiment des kleinen Beckens befinden (Jenkins et al. 1986). Nach Sampson (1925) ist es im wesentlichen die retrograde Menstruation, die zur peritonealen Aussaat von Endometriumszellen führt. Sie ist ein nahezu physiologisches Ereignis und würde die Häufigkeit der Endometriose bei fertilen Frauen erklären. Allerdings ähneln die Endometrioseherde sowohl elektronenoptisch als auch im Hinblick auf ihre Ausstattung mit Hormonrezeptoren häufig nicht dem eutopen Endometrium sondern epithelialen Strukturen aus tieferen Anteilen des Müller-Trakts wie dem unteren Uterinsegment und dem Zervikalkanal (Bergqvist et al. 1981; Jänne et al. 1981; Schweppe 1984). Darüber hinaus werden Endometriumszellen und Endometriumsgewebepartikel nicht gehäuft in der frühen Follikelphase, wie bei der retrograden Menstruation zu erwarten, sondern mehr oder weniger gleichmäßig über den gesamten Zyklus verteilt, mit Tendenz zur Häufung in der Lutealphase, in der Peritonealflüssigkeit des Douglas-Raums gefunden (Bartosik et al. 1986).

Es stellt sich daher die Frage, ob Transport und Aussaat sowie Implantation von Epithelien des Müller-Trakts im Douglas-Raum nicht so sehr Folge einer retrograden Menstruation sondern vielmehr zwangsläufig mit der normalen Tubarfunktion verbunden sind und eventuelle Störungen der Tubarfunktion die Entwicklung einer Endometriose begünstigen können. Es ist daher sinnvoll unter diesem

Aspekt die Tubarfunktion einer erneuten Betrachtung zu unterziehen.

Tubarfunktion und Endometriose

Die Tubarfunktion läßt sich im wesentlichen in 4 Phasen unterteilen (s. Tabelle 1). Die erste Phase dient dem uterotubaren Spermatozoentransport. Seit langem ist eine schnelle Aszension von Spermien durch den Genitaltrakt bekannt (Hartman 1962). Neuere experimentelle Daten machen wahrscheinlich, daß die Spermien nicht nur kraft ihrer eigenen propulsiven Bewegungen, sondern auch und möglicherweise sogar vorwiegend durch uterotubare Peristaltik in den ampullären Teil der Tube gelangen. Werden präovulatorisch mit Technetium markierte Albuminpartikel in der Größe von Spermien in das hintere Scheidengewölbe plaziert, so kann durch Hysteroalpingoszintigraphie (HSS) die Radioaktivität etwa 5 min später massiert im ampullären Teil jener Tube nachgewiesen werden, auf deren Seite sich der Graaf-Follikel befindet (Wildt et al. 1992; Bremen und Leyendecker 1992).

Tabelle 1. Die physiologische und gestörte Tubarfunktion sowie ihre Beziehung zur Entwicklung einer Endometriose

Phasen der Tubarfunktion	Begünstigung der Entwicklung einer Endometriose
1. Uterotubarer Spermatozoentransport (schnelle Aszension; „Rohrposteffekt") durch uterotubare Peristaltik	– Epitheliale Gewebsfragmente des Müller-Trakts werden in die Peritonealhöhle transportiert
2. Fimbriofollikuläre Okklusion zum primären Eiauffang	– Die Inokulation von Müller-Trakt-Epithelien kann zu Endometriomen des Ovars führen; eingeschränkte fimbriofollikuläre Okklusion führt zur vermehrten Einspülung von Müller-Trakt-Epithelien in den Douglas-Raum
3. „Wischtucheffekt" zum sekundären Eiauffang	– Bei reduziertem „Wischtucheffekt" (hypoplastische Tuben) erleichterte Implantation von Epithelien im kleinen Becken
4. Zygotentransport durch Zilienschlag und tubouterine Peristaltik	– Beeinträchtigter tubouteriner Rücktransport von Müller-Trakt-Epithelien bei Tubarhypoplasie und hormonaler Dysfunktion

Es handelt sich offenbar um einen hormonal vom dominanten Follikel gesteuerten Prozeß, der die schnelle Aszension von Spermien in die ipsilaterale Tube gewährleistet („Rohrposteffekt"). Dieser wahrscheinlich durch Peristaltik erzeugte Sog transportiert sicherlich nicht nur Spermien, sondern auch abgeschilferte Epithelien und Gewebsfragmente aus dem Cavum uteri durch die Tuben in die Peritonealhöhle. Es handelt sich hierbei wahrscheinlich nicht nur um Zellen und Gewebsfragmente des zyklischen Endometriums sondern auch um Partikel aus den tieferen Anteilen des Müller-Gangs wie dem unteren Uterinsegment und dem Zervikalkanal. Dies kann die bereits oben genannte Beobachtung erklären, weshalb Endometrioseherde häufig in Rezeptorausstattung und elektronenoptischem Bild nicht dem eutopen Endometrium sondern Zellen aus den genannten tieferen Portionen des Müller-Trakts ähneln und sich in etwa 30 % als nicht hormonabhängig erweisen.

Die 2. Phase der mechanischen Tubarfunktion besteht in der „fimbriofollikulären Okklusion" zum primären Eiauffang. Nach Untersuchungen von Westman (1937) stülpt sich der Fimbrientrichter über den ovulationsbereiten Follikel, so daß die Eizelle in die Ampulla tubae gelangen kann. Die „fimbriofollikuläre Okklusion" führt während des Ovulationsvorgangs zwangsläufig zu einer offenen Verbindung zwischen Tube und rupturiertem Follikel bzw. Corpus rubrum und damit zur Möglichkeit der Implantation von Gewebspartikeln aus dem Müller-Trakt in das Ovar. Das Endometrium des Ovars wäre demnach als eine Art „Inokulationsendometriose" aufzufassen.

Die 3. Phase der Tubarfunktion wird am besten mit dem Begriff „Wischtucheffekt" beschrieben. Er dient dem sekundären Eiauffang, da die fimbriofollikuläre Okklusion nicht sicher verhindern kann, daß die Eizelle zusammen mit der Follikelflüssigkeit, die sich bekanntlich postovulatorisch sonographisch retrouterin nachweisen läßt, zwischen den Fimbrien hindurch in den Douglas-Raum gelangt. Der „Wischtucheffekt" sichert das sekundäre Einfangen der im viskösen Cumulus oophorus befindlichen Eizelle. Nur durch den „Wischtucheffekt" lassen sich höhergradige Mehrlingsgraviditäten nach Polyovulationen, Schwangerschaften bei Zustand nach einseitiger Ovariektomie und kontralateraler Tubektomie sowie eine Schwangerschaftsrate in Höhe von 25 % bei peritonealem Embryotransfer erklären (Coulam et al., 1991).

Hypoplastische Tuben beeinträchtigen sicherlich den primären und sekundären Eiauffang und stellen somit einen Sterilitätsfaktor dar. Gleichzeitig wird durch die beeinträchtigte fimbriofollikuläre Okklusion die Aussaat von Müller-Trakt-Epithelien verstärkt und durch den fehlenden oder eingeschränkten „Wischtuchefekt" die Implantation dieser Epithelien begünstigt.

Die 4. Phase der Tubarfunktion ist der Zygotentransport in tubo-uteriner Richtung, der durch Zusammenwirken von Zilienschlag und peristaltischer Bewegung bewerkstelligt wird. Es ist vorstellbar, daß eine kräftig ausgebildete Ziliarfunktion zusammen mit einer hormon-abhängigen, kräftigen tubaren Peristaltik in tubouteriner Richtung mit dazu beitragen, die Masse der transtubar in die Peritonealhöhle gelangenden Endometriumszellen zu reduzieren.

Aufgrund umfangreicher tierexperimenteller Untersuchungen be-steht kein Zweifel daran, daß die verschiedenen Phasen der Tubarfunk-tion einer hormonellen Kontrolle unterliegen (Hartman 1962).So kommt es z.B. zum Zeitpunkt der Ovulation zu einem hormonal gesteuerten Richtungswechsel der tubaren Peristaltik. Auf diese Weise wird verständlich, daß nicht nur eine anlagemäßige Hypoplasie der Tuben, sondern auch funktionelle Defekte wie eine mangelnde Rezeptorausstattung (Li et al. 1991) und Lutealinsuffizienzen über eine Beeinträchtigung der Tubarfunktion die Entwicklung einer Endome-triose begünstigen können. Diese auf die Tubarfunktion konzentrierte Sichtweise schließt keinesfalls die Existenz anderer die Implantation begünstigender Faktoren aus wie z.B. Peritonealdefekte beim Allen-Masters-Syndrom oder heute zunehmend diskutierte immunologische Einflüsse.

Therapeutische Schlußfolgerungen

Die therapeutische Strategie bei der Behandlung der Endometriose richtet sich nach dem Behandlungsziel. Steht die Beschwerdefreiheit im Vordergrund, so reichen die therapeutischen Optionen von der hormonalen Dauerbehandlung über die operative Herdsanierung und Adhäsiolyse bis zur Organentfernung. Die Indikation zur Organ-entfernung wird nur eingeschränkt gestellt werden, wenn bei dem primären Ziel der Beschwerdefreiheit die Konzeptionschance für einen späteren Zeitpunkt erhalten bleiben soll. Unabhängig vom primären therapeutischen Ziel wird der Schweregrad der Endometriose bzw. der Lokalbefund die Wahl des Behandlungsverfahrens und sein Ausmaß beeinflussen (Tabelle 2).

Dies gilt besonders, wenn das Herbeiführen einer Schwangerschaft das primäre Behandlungsziel ist. Entscheidend bei der Beurteilung einer Endometriose im Hinblick auf die Fertilität ist die Frage, ob die tuboovarielle Funktionseinheit durch Adhäsionen und/oder Endome-triome beeinträchtigt ist oder ob lediglich peritoneale Endometriose-herde vorliegen, die als solche offenbar ohne Belang für die Fertilität sind.

Tabelle 2. Therapieplanung bei Endometriose unter Berücksichtigung des Therapieziels

Endometriose	Beschwerdefreiheit	Therapieziel Beschwerdefreiheit mit Organerhalt	Fertilität
Peritoneale	Pelviskopische Sanierung bei Diagnosestellung	Pelviskopische Sanierung bei Diagnosestellung	Pelviskopische Sanierung bei Diagnosestellung
Plaques			[hormonale Therapie? MPA, GnRH-a?]
	Hormonale Dauertherapie	Hormonale Dauertherapie	Korrektur einer evtl. Zyklusstörung IVF-ET/ZIFT
Endometriom	Operative Ovarialsanierung	Operative Ovarialsanierung	pelviskopische Sanierung bei Diagnosestellung
Adhäsionen	Adhäsiolyse	Adhäsiolyse	
		[hormonale Therapie? MPA; GnRH-a?]	
	Hormonale Dauertherapie	Hormonale Dauertherapie	Korrektur einer evtl. Zyklusstörung
	Hysterektomie mit/ ohne Adnexektomie		IVF-ET

Während im ersten Fall die operative Sanierung zumindest als Primärtherapie der Wahl angesehen werden kann, wäre im zweiten Fall eine über die Herdentfernung bei Diagnosestellung hinausgehende, längere Zeit in Anspruch nehmende hormonale Therapie (Gestagene, Danazol, GnRH-Analoga) kontraproduktiv. Stattdessen muß die eigentliche Sterilitätsursache erkannt und therapeutisch angegangen werden. Häufig ist allerdings der eigentliche Grund der Sterilität nicht eruierbar („idiopathische Sterilität") oder zu beeinflussen (hypoplastische Tuben). Unter Berücksichtigung der Dauer der Sterilität und des Alters der Patientin sollte daher nicht gezögert werden, ein Verfahren der assistierten Reproduktion (IVF/ZIFT) einzusetzen.

Zusammenfassung

Die leichte Endometriose ist nahezu ein physiologisches Phänomen, da fast 30 % aller Frauen, deren letzte Schwangerschaft mehr als 10 Jahre zurückliegt, davon betroffen sind. Über diesen Zeitfaktor hinaus können bei Sterilitätspatientinnen weitere Faktoren vorliegen, die die Entstehung einer Endometriose begünstigen. Hierbei kommt der gestörten Tubarfunktion eine entscheidende Bedeutung zu.

Epidemiologische, klinische und tierexperimentelle Untersuchungen weisen darauf hin, daß die leichte Endometriose keinen Sterilitätsfaktor sui generis darstellt, sondern Folge der Sterilität ist. Daher erhöht eine Sterilitätsbehandlung, die sich auf die Beseitigung der leichten Endometriose konzentriert, nicht die Konzeptionschancen und ist, wenn sie eine längere Zeit als Hormontherapie in Anspruch nimmt, sogar kontraproduktiv. Führt eine Endometriose zu einer mechanischen Beeinträchtigung des tuboovariellen Funktionskomplexes, dann steht eine operative Sanierung als Primärmaßnahme im Vordergrund.

Literatur

Bartosik D, Jakobs SL, Kelly LJ (1986) Endometrial tissue in pertoneal fluid. Fertil Steril 46: 796
Bergqvist A, Rannevik G, Thorell J (1981) Estrogen and progesterone cytosol receptor concentration in endometriotic tissue and intrauterine endometrium. Acta Obstet Gynecol Scand Suppl 101: 53
Bremen T, Leyendecker G (1992) Die Hysteroszintigraphie, eine Methode zur Untersuchung der uterinen/tubaren Transportfunktion. Arch Gynecol (im Druck)

Brosens IA, Koninckx PR, Corveleyn PA (1978) A study of plasma progesterone, estradiol- 17ß, prolactin and LH-levels and of the luteal phase appearance of the ovaries in patients with endometriosis and infertility. Br J Obstet Gynaecol 85: 246

Coulam CB, Peters AJ, Gentry M, Gentry W, Criser E, Critser K (1991) Pregnancyrates after peritoneal ovum-sperm.-transfer. Am J Obstet Gynecol 164: 1447

D'Hooge TM, Bambra CS, Cornille FJ, Isahakia M, Koninckx PR (1991) Prevalence of laparoscopic appearance of spontaneaous endometriosis in the baboon. Biol Reprod 45: 411

Gordts S (1989) Sterilitätstherapie bei Endometriose. Gynäkologe 22: 315

Hartman CG (1962) Science and the safe period. A compendium of human reproduction. Williams and Wilkins, Baltimore

Houston DE, Noller KL, Melton LJ, Selwyn BJ, Hardy RJ (1987) Incidence of pelvic endometriosis in Rochester, Minnesota, 1970–1979. Am J Epidemiol 125: 959

Hull ME, Moghissi KS, Magyar DF, Hayes MF (1986) Comparison of different treatment modalities of endometriosis in infertile women. Fertil Steril 47: 40

Jänne O, Kauppilla A, Kokko E, Lantto T, Rönnberg L, Vihko R (1981) Estrogen and progestin receptors in endometriosis lesions, comparison with endometrial tissue. Am J Obstet Gynecol 141: 562

Jenkins S, Olive DL, Haney AF (1986) The location of endometriosis lesions in an infertile patient population. Obstet Gynecol 67: 335

Li, T-C, Dockery P, Cooke ID (1991) Endometrial development in the luteal phase of women with various types of intertility: comparison with women of normal fertility. Hum Reprod 6: 325

Moen MH (1991) Is a long period without childbirth a risk factor for developing endometriosis? Hum Reprod 6: 1404

Moen MH, Muus KM (1991) Endometriosis in pregnant and non-pregnant women at tubar sterilization. Hum Reprod 6: 699

Sampsom JA (1925) Heterotopic or misplaced endometrial tissue. Am J Obstet Gynecol 10: 649

Schweppe K-W (1984) Zur Histogenese und endokrinen Abhängigkeit der Endometriose. In: Kaiser R (Hrsg.) Klinische Forschung in der Gynäkologie und Geburtshilfe. Thieme, Stuttgart, S. 144

Schweppe, K-W (1989) Pathophysiologie der Endometriose. Gynäkologe 22: 279

Westman A (1937) Investigations into transit of ovain man. J Obstet Gynaecol Br Emp 44: 821

Wilcox AJ et al. (1988) Incidence of early loss of pregnancy. N Engl J Med 319: 189

Wildt L, Becker P, Siebzehnrübl E, Wolf D, Frobenius W (1992) Gating of gamete transport: a new concept of fallopian tube function based on hystero-salping-scintigraphy. Lancet (im Druck)

Pathogenese der Endometriose und Wirkungsmechanismus der Hormontherapie

L. Kiesel und B. Runnebaum

Die Endometriose ist eine Erkrankung von Frauen im reproduktiven Alter. Unter Endometriose versteht man die Heterotopie von Gebärmutterschleimhaut. Ektopes endometriotisches Gewebe unterscheidet sich morphologisch jedoch erheblich von eutoper Schleimhaut (Schweppe u. Wynn 1984; Schweppe et al. 1981), so ist beispielsweise die Konzentration von Steroidrezeptoren im Zytosol der Zellen aus Endometrioseherden insgesamt niedriger und außerdem weit weniger zyklusabhängig. Endometriotisches Gewebe – obwohl geschlechtshormonabhängig – reagiert nicht immer genauso wie Endometrium auf Hormonzufuhr oder -entzug.

Frühe Untersuchungen über die Pathogenese der Endometriose bezogen sich vor allem auf die Histogenese. In der letzten Zeit ist aber die Rolle von ätiologischen und genetischen Faktoren, die offensichtlich für Endometriose prädisponieren, immer mehr in den Vordergrund getreten.

Entstehungstheorien zur Endometriose

Die Zahl namhafter Gynäkologen, die sich mit dem Ursprung der Endometriose beschäftigt haben, ist beachtlich. Daher wird hier nur eine kleine Auswahl der verschiedenen postulierten Theorien erwähnt. In den Tabellen 1–3 ist eine systematische Zusammenstellung hierzu.

Als einer der ersten vermutete Waldeyer, daß die Endometriose aus ovariellem Keimepithel entsteht (Waldeyer 1870).

Später im Jahre 1899 postulierte Russell, daß die ovarielle Endometriose aus Zellresten des Müller-Gangs entstünde, während 6 Jahre später Pick die These aufstellte, endometriotische Zysten bildeten sich aus Zellresten des Wolff-Gangs. Arbeiten von Cullen beschreiben die Endometrioseentstehung durch direkte Aussaat oder Ausbreitung der Zellen (Cullen 1908). Iwanoff und Meyer fanden Anerkennung mit ihrer Theorie, Endometriose bilde sich als Metaplasie aus Zölomepithelgewebe (Iwanoff 1898; Meyer 1919).

Tabelle 1. Transplantationstheorien

Implantation
– Retrograde Menstruation
– Mechanische iatrogene Transplantation
– Retrograde Menstruation und „Luteinized-unruptured-follikel-Syndrom"
  (LUF-Syndrom)
– Retrograde Menstruation und Immundefekt

Benigne Metastasierung:
– Kontinuierliches Wachstum und diskontinuierliche Ausbreitung via Lymphgefäße
  und/oder via Blutgefäße

Tabelle 2. Metaplasietheorien

Keimepithel des Ovars

Reste des Müller-Epithel

Embryonales Urnierengewebe

Metaplasie des Zölomepithel

Metaplasie durch hormonelle Einflüsse

Induktion durch spezifische Substanzen

Tabelle 3. Kombinationstheorien

Primäre Entwicklung im Uterus-Tuben-Winkel
Sekundäre Ausdehnung durch Progression

Kombination von Homeoplasie, Extension,
Exfoliation und Implantation

„Brückentheorie" – Entstehung aus embryonalem Mesenchym,
hormonelle Konstitution und hämatogene Implantation

„Komplextheorie" – primäre Entwicklung in situ durch hormonale
und immunologische Faktoren, sekundäre Ausdehnung kontinuierlich
und diskonstinuierlich (lymphogen, hämatogen)

Im Jahre 1921 stellte Sampson mit seiner umfassenden und fundierten Publikation alle früheren Theorien in Frage. Er vertrat die Ansicht, die Endometriose breite sich nach Ruptur ovarieller Zysten durch direkte Absiedlung der endometriotischen Zellen im angrenzenden Peritonealgewebe aus (Sampson 1921). 6 Jahre später revidierte er diese Theorie. Er kam zu der Überzeugung, Endometriose entstünde durch die retrograde transtubare Passage von menstruellem Endometrium (Sampson 1927).

Halban und auch andere Gruppen bewiesen die Möglichkeit, daß Endometrium auf venösem oder lymphatischem Weg verschleppt werden kann (Halban 1925).

Eine zusammenfassende Entstehungstheorie schlug Javert vor. Er sagte, Endometriose könne sich direkt nach retrograder Menstruation und/oder durch gutartige Metastasierung entwickeln (Javert 1949).

Ätiologie und Pathophysiologie der Endometriose

Retrograde Menstruation. Die retrograde Menstruation wird als *ein* wesentlicher Faktor in der Endometrioseentstehung angesehen.

Abweichungen von der normalen Anatomie des kleinen Beckens begünstigen die retrograde Menstruation. Insbesondere die Obstruktion und/oder Atresie der Vulva und Vagina und/oder Zervix können zum Enstehen einer Endometriose führen. In diesen Fällen kann sich die Endometriose mit einsetzender Menarche entwickeln.

Des weiteren scheint bei retroflektiertem Uterus durch die tiefer als der Zervikalkanal liegende Verbindung zwischen Uterus und Bauchhöhle der Austritt abgestoßener Endometriumzellen über die Tuben ins kleine Becken begünstigt zu sein. Direkt vergleichende Studien liegen jedoch nicht vor.

Ein gehäuftes Auftreten von Endometriumzellen in der Peritonealflüssigkeit wird bei Frauen mit Endometriose im Vergleich zu Frauen mit durchgängigen Tuben ohne Endometriose beobachtet. Nach Chromopertubation konnten in 76 % bei Endometriosepatientinnen Endometriumzellen in der Peritonealflüssigkeit gefunden werden, bei gesunden Frauen fand man lediglich in 42 % Endometriumzellen.

Letztendlich fehlen stichhaltige Studien, doch scheint es naheliegend, daß anatomische und funktionelle Normabweichungen die retrograde Menstruation und somit die Endometrioseentstehung begünstigen.

Veränderte Immunitätslage. Da die retrograde Menstruation auch als physiologisch angesehen werden kann, stellt sich die Frage, warum sich bei bestimmten Frauen die Endometriumzellen implantieren und ausbreiten können, bei anderen dagegen nicht.

Es wird derzeit postuliert, daß es zur Entstehung einer Endometriose kommt, wenn die Masse der abgestoßenen, retrograd geflossenen Endometriumzellen ein Maß erreicht, mit dem die Fähigkeiten des Immunsystems überfordert werden. Somit entwickeln Frauen mit massiver retrograder Menstruation oder Patientinnen mit geringer/normaler retrograder Menstruation aber insuffizienter Immunitätslage eine Endometriose.

Es wird außerdem vermutet, daß als Antwort auf die ständige peritoneale Reizung durch retrograde Menstruation oder endometriotische Implantate, Antikörper gebildet werden. Die Antikörper interferieren mit eutopem Endometrium und können die Einnistung des frühen Embryos verhindern.

Hormonstatus. Zur Hormonabhängigkeit der Implantate wurden zahlreiche Untersuchungen mit uneinheitlichem Ausgang durchgeführt. Unbestritten ist, daß auch ektopes Endometrium in seinem Wachstum und seiner Persistenz von ovariellen Steroiden, vornehmlich dem Östrogen, abhängig ist. Nach ersten Versuchen von Scott u. Wharton konnten DiZerega und seine Arbeitsgruppe in einer randomisierten Studie zeigen, daß das erste Anwachsen einer Endometriose unabhängig von ovariellen Steroiden ist, zur Persistenz der Implantate sind aber Östrogen und Progesteron nötig (Scott u. Wharton 1957; DiZerega et al. 1980). Am weitesten verbreitet ist die Vorstellung, Östrogen löse über Interaktion mit den Rezeptoren die Multiplikation der Zellen aus. Neuere Untersuchungen beschreiben die Synthese von Wachstumsfaktoren durch Östrogen, erst diese Faktoren regen das Zellwachstum an.

Diskutiert werden folgende Störungen der zyklischen Hormonprofile:

1. Eine erniedrigte Produktion von Progesteron und seinen Metaboliten während der Lutealphase (Corpus-Luteum-Insuffizienz).
2. Ein verzögerter Abfall des Östrogenspiegels nach dem präovulatorischen LH-Peak (Brosens et al. 1978).
3. Ein biphasischer mittzyklischer LH-Peak. Überwiegend wurden aber normale mittzyklische LH-Konzentrationen im Serum gefunden sowie ein monophasischer LH-Peak. In der Peritonealflüssigkeit hingegen war die LH-Konzentration sowohl in der Follikel- als auch in der Lutealphase erhöht.

Die Daten erscheinen widersprüchlich, insgesamt sind die zyklischen Hormonprofile von FSH, LH, Östrogen und Progesteron bei Endometriosepatientinnen offensichtlich normal.

Steroidhormonrezeptoren. Die unterschiedliche Hormonabhängigkeit, die große Spannbreite der histologischen und ultrastrukturellen Zelldifferenzierung endometriotischer Implantate ist durch Unterschiede bei den Steroidhormonrezeptoren erklärbar. Verschiedene Studien bestätigen in bio- und histochemischen Untersuchungen das Vorliegen von Steroidrezeptoren im Zytosol und Nukleus endometriotischer Zellen (Vierikko et al. 1985). Obwohl in diesem Bereich die Ergebnisse z.T. widersprüchlich sind, kann folgendes festgehalten werden:

1. nicht in jedem endometriotischen Gewebe sind Zytosol-ER und -PR nachweisbar,
2. es besteht eine große Variabilität in der ER- und PR-Konzentration bei einzelnen Individuen,
3. ER- und PR-Konzentrationen im ektopen Gewebe sind signifikant niedriger als in eutopem Endometrium,
4. ER und PR scheinen am Nukleus lokalisiert zu sein,
5. Zytosol-ER und -PR unterliegen keinen zyklischen Schwankungen.

Die großen Unterschiede in Art, Lokalisation, Konzentration und Reaktion der Rezeptoren könnten die Diskrepanzen zwischen den einzelnen Studien bezüglich der hormonellen Wachstumsabhängigkeit erklären.

Verschiedene Studien untersuchten Veränderungen der Enzyme und der histochemischen Charakteristika im zellulären Metabolismus (Prakash et al. 1965). Die alkalische Phosphatase zeigt in endometriotischen Zellen nicht die für eutopes Endometrium typischen zyklischen Schwankungen. Die Aktivität der sauren Phosphatase und oxidativer Enzyme ist leicht herabgesetzt. Die 17β-Hydroxysteroiddehydrogenase (17β-HSD), ein progesteroninduziertes Enzym, ist in eutopem Endometrium während der Lutealphase erhöht, in ektopem Gewebe wurden keine zyklischen Veränderungen festgestellt (Kauppilla et al. 1984). Insgesamt ist die Konzentration der 17β-HSD niedriger als in eutopem Gewebe. Obwohl Vierikko in 94 % Progesteronrezeptoren fand, konnte auch er in der Lutealphase keine höheren Spiegel der 17β-HSD finden (Vierikko et al. 1985).

Symptomatik. Die charakteristischen Beschwerden der Endometriosis genitalis externa sind:

1. Sekundäre Dysmenorrhoe;
2. Dyspareunie;
3. Diffuse Bauch- und Kreuzschmerzen;
4. Blutungsanomalien;
5. Defäkationsbeschwerden;
6. Suprapubische Schmerzen und Dysurie;
7. Infertilität;
8. Keine Symptomatik.

Die Symptomatik der Endometriose ist vielfältig und wenig charakteristisch. Der Schweregrad der Erkrankung korreliert nicht mit dem subjektiven Beschwerdebild (Buttram 1979). Bilaterale, bis zu faustgroße Endometriosezysten der Ovarien machen mitunter keine Beschwerden, es sei denn sie rupturieren. Durch entzündliche Reaktionen in der Umgebung der Herde und durch resorptive Aktivitäten des Peritoneums kann es zu Verwachsungen und Verklebungen des inneren Genitales mit Nachbarorganen kommen, die im Extremfall den palpatorischen Befund eines ausgemauerten kleinen Beckens, mit oder ohne subjektive Beschwerden ergibt. Andererseits kommen auch ausgedehnte Endometriosen ohne pathologischen Tastbefund vor, vor allem bei beetartiger Ausbreitung kleiner Endometrioseherde im Douglas-Raum und an den Ligg. sacrouterina. Diese Patientinnen klagen oft über heftigste Schmerzen, ohne daß ein auffälliger Tastbefund erhoben werden kann. Ein Viertel der erkrankten Frauen ist ohne Therapie subjektiv beschwerdefrei, während ein weiteres Viertel regelmäßig Analgetika einnimmt. Da die Korrelation zwischen Ausdehnung der Endometriose und dem subjektiven Beschwerdebild unzuverlässig ist, sollte bei Verdacht auf Endometriose grundsätzlich pelviskopiert werden.

Manche Patientinnen klagen eher über prämenstruelle Schmerzen im Unterbauch, die typischerweise beidseits und mit einem Druckgefühl im Rektum oder mit Kreuzschmerzen auftreten. Häufig leiden die erkrankten Frauen an einem Spannungsgefühl im Unterleib, das prämenstruell oder während des Koitus zunimmt. Für diese Beschwerden werden sekretorische Veränderungen und „Menstruationsblutungen" der Endometrioseherde, die partiell oder vollständig von Verwachsungen umgeben sind, verantwortlich gemacht.

Kistner postulierte die zyklische Hormonstimulation und meinte, daß die Schmerzen durch den Progesteronentzug zustande kämen. Dafür spricht die Abnahme der Beschwerden unter oralen Kontrazeptiva (Kistner 1980).

Anormale Blutungen wie Oligomenorrhoe, Polymenorrhoe, prämenstruelle Schmierblutungen, Hypermenorrhoe und mittzyklische Spottings treten bei 11–34 % der Endometriosepatientinnen auf. Die Ursache dieser Blutungsunregelmäßigkeiten können zusätzliche hormonelle Störungen und das Vorliegen von anderen pathologischen Varianten sein. Bei 42 % der Endometriosepatientinnen findet man Myome, die die Hypermenorrhoe und Menometrorrhagien erklären können.

Zusammenfassend zur Pathogenese kann festgehalten werden, daß die diversen Theorien zur Pathogenese und Pathophysiologie der Endometriose alle eine gewisse Berechtigung haben, kein einzelner

Mechanismus aber schlüssig bewiesen ist. Die retrograde Menstruation und Implantation (Sampson-Theorie) ist der primäre Entstehungsweg der Beckenendometriose. Unabhängig davon, welcher Theorie der Histogenese nun der Vorzug gegeben wird, müssen zusätzliche ätiologische/pathophysiologische Faktoren zur Entwicklung hinzukommen. Anatomische Varianten, die die retrograde Menstruation begünstigen, fördern die Endometrioseentstehung. Ebenso wichtig scheinen Frequenz und Quantität des retrograd fließenden Menstruationsgewebes zu sein. Verbesserte immunologische Untersuchungsmethoden sollten erarbeitet werden, da dieser Erkrankung auch autoimmunologische Prozesse zugrunde liegen.

Wirkungsmechanismen der hormonellen Endometriosetherapie

Die endokrine Therapie wird bereits seit 4 Jahrzehnten als Ergänzung bzw. als Alternative zur chirurgischen Behandlung der Endometriose angewandt. Die Einsatzmöglichkeiten der Hormone gründen sich auf Beobachtungen, daß Endometrioseherde in ihrem Wachstum gehemmt werden können, wenn das periphere Steroidmilieu verändert wird (Schweppe u. Wynn 1984).

Zahlreiche Hormonpräparate sind bislang verwendet worden, um die ovarielle Funktion direkt oder indirekt zu beeinflussen.

In diesem Kapitel wird lediglich auf die Mechanismen der Gonadotropin-Releasing-Hormon (GnRH oder LH-RH)-Analoga eingegangen.

Gonadotropinsekretion als Angriffspunkt der hormonellen Therapie

Die hypothalamische Kontrolle der Gonadotropinsekretion und -synthese erfolgt durch das Gonadotropin-Releasing-Hormon. GnRH wird in den hypothalamischen Kerngebieten Area preoptica und Nucleus arcuatus synthetisiert und über Neuronen in der Eminentia mediana pulsatil in den Pfortaderkreislauf der Hypophyse abgegeben. In der Hypophyse bewirkt das Hormon die Stimulation der Synthese und Sekretion der Gonadotropine LH und FSH. Der Anteil dieser Zellen beträgt etwa 10 % der Adenohypophyse. Bisherige Untersuchungen zeigten, daß eine Zelle beide Gonadotropine freisetzen kann. Die gleichen Zellen können aber in unterschiedlichen Zyklusabschnitten LH oder FSH bzw. beide Hormone freisetzen. Die Regulation dieser

Funktionsverschiebungen scheint GnRH- bzw. steroidhormonabhängig zu sein.

Die pulsatile Freisetzung von GnRH ist für die physiologische Funktion der gonadotropinsezernierenden Hypophysenvorderlappenzellen unerläßlich (Wildt 1987). Damit die GnRH-Pulse auch einzeln an der Hypophyse wirken können, ist die rasche Inaktivierung an der Hypophyse notwendig.

Die Pulsfrequenz der Gonadotropinfreisetzung ist deutlich zyklusabhängig. Während der Follikelphase kommt es zu einer Zunahme der Pulsfrequenz, die jedoch nicht von allen Untersuchern bestätigt werden konnte. Einstimmig fand man jedoch, daß sich in die Lutealphase die Pulsfrequenz von LH bis zum Einsetzen der Menstruation verlangsamt. Es wird vermutet, daß die Reduktion der Pulsfrequenz in der zweiten Zyklushälfte durch die verminderte hypothalamische GnRH-Freisetzung zu erklären ist.

Forschungsergebnisse der letzten Jahre zeigten, daß ein komplexer Mechanismus die Signalübermittlung in Gonadotrophzellen regelt. Da diese intrazellulären Botenstoffe auch bei der Hormontherapie beeinflußt werden können, ist ihre Kenntnis für das Verständnis hypophysärer Steuerung notwendig (Abb. 1).

Das hypothalamische GnRH erreicht die Hypophysenzellen über den hypophysären Portalkreislauf und bindet an spezifischen membranständigen Rezeptoren des Hypophysenvorderlappens (Clayton u. Catt 1981). Die Rezeptorzahl unterliegt einer physiologischen Regulation, wobei die Rezeptorkonzentration vor dem LH-Anstieg ihren höchsten Wert erreicht (Clayton u. Catt 1981).

Nach Bindung des GnRH-Moleküls an seinen Rezeptor erfolgt eine Mikroaggregation und Aktivierung der Rezeptorproteine. Diese Rezeptoraktivierung führt innerhalb weniger Sekunden zur Stimulation des Phospholipidabbaus in der Zellmembran (Kiesel et al. 1986). Es entstehen kleine Moleküle, die Inositolphosphate, die für den Kalziumeinstrom in die Zelle sowie für die Kalziummmobilisation aus Kalziumspeichern in der Hypophysenzelle verantwortlich sind (Kiesel et al. 1987a).

Bei der GnRH-induzierten Phospholipidmetabolisierung entstehen neben den Inositolphosphaten auch weitere Lipide, so z.B. Diazylglyzerol. Diazylglyzerol dient einerseits als Speichersubstanz für die Arachidonsäure und kann außerdem ein für die LH-Ausschüttung relevantes Enzym, die Proteinkinase C, in der Zelle stimulieren (Nishizuka 1984).

Aus den Phospholipiden wird Arachidonsäure freigesetzt und weiter verstoffwechselt (Vanderhoek et al. 1984). Dabei entstehen Leukotriene, die die Gonadotropinsekretion stimulieren. Prostaglandine, die

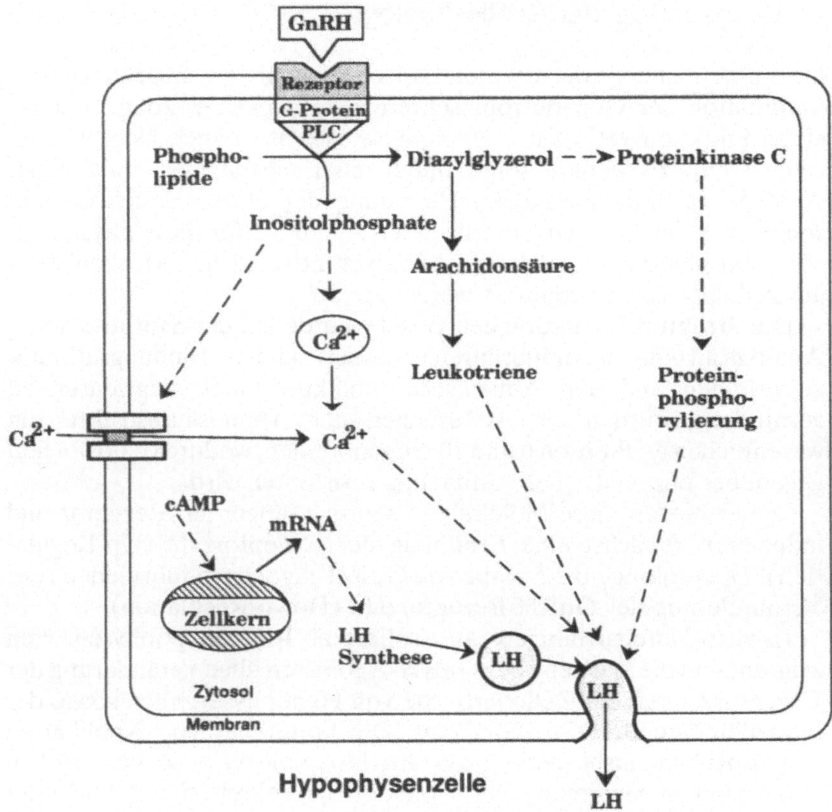

Abb. 1. Mechanismen der GnRH-Wirkung in der Hypophysenzelle

ebenfalls durch den Abbau der Arachidonsäure entstehen, spielen bei der Gonadotropinsekretion in der Hypophyse keine wesentliche Rolle.

Diazylglyzerol und Kalzium zusammen führen mit anderen Phospholipiden zu einer Aktivitätssteigerung der Proteinkinase C. Dieses Enzym liegt in inaktiver Form im Zytosol der Zelle vor. Bei Zugabe von GnRH zu den Zellen kommt es zur Verlagerung dieses Enzyms an die Zellmembran und somit zur Aktivierung des Enzyms (Nishizuka 1984). Tumorpromotoren sind in der Lage, die Proteinkinase C unter Umgehung des GnRH-Rezeptors und die LH-Freisetzung anzuregen (Huckle u. Conn 1987).

Wirkungsprinzip der GnRH-Analoga

Die Verabreichung von potenten GnRH-Analoga, die ursprünglich zur Stimulation der Gonadotropinsekretion entwickelt wurden, bewirkt einen Funktionsverlust der Hypophyse, den man auch Desensitivierung nennt. Es kommt somit durch die Langzeitgabe von GnRH-Analoga zu einer paradoxen Hemmung der Hirnanhangdrüse und somit auch der Ovarien. Im folgenden sollen die für diese physiologische und pharmakologische Wirkung verantwortlichen Mechanismen auf zelluläre Ebene erläutert werden.

Die Struktur des natürlichen GnRH wurde bei der Synthese neuer Analoga an einigen Aminosäuren verändert. Um die Bindungsaffinität zu erhöhen und den Abbau des Moleküls durch Peptidasen zu verhindern, wurden die Änderungen der Aminosäurestruktur im wesentlichen an Position 6 und 10 vorgenommen, wodurch das Molekül gegenüber enzymatischer Aufdauung resistenter wird.

Daher binden diese Moleküle wesentlich länger am Rezeptor und induzieren zunächst eine Erhöhung der Rezeptorzahl (Up-Regulation). Die prolongierte Zugabe von GnRH-Agonisten führt jedoch zur Verminderung der GnRH-Rezeptorzahl (Down-Regulation).

In-vitro-Untersuchungen an isolierten Rattenhypophysenzellen zeigten, daß die Wirkung der GnRH-Agonisten über Veränderung der Rezeptorzahl an der Zelloberfläche von Hypophysenzellen sowie der intrazellulären Botenstoffe erfolgt. Die kontinuierliche Applikation von GnRH und insbesondere von GnRH-Agonisten zu Zellen führt zu einer raschen Hemmung der Gonadotropinsekretion mit fehlender Stimulierbarkeit der Zellen durch weitere exogene GnRH-Reize. Die erneute Umstellung der GnRH-Verabreichung auf pulsatile Applikation stellt die normale Zellantwort dieser Zellen wieder her (Smith u. Vale 1981).

In der Zellkultur konnte anhand von Rezeptorbindungsstudien gezeigt werden, daß sehr geringe Dosen von GnRH und GnRH-Agonisten die Anzahl der frei verfügbaren GnRH-Rezeptoren auf der Hypophysenzelloberfläche vermehren (Abb. 2). Die prolongierte Bindung der GnRH-Agonisten erfolgt aufgrund ihrer viel höheren Affinität (bis zu 200fach höher als die des natürlichen GnRH) sowie aufgrund der Resistenz gegenüber enzymatischem Abbau, was zur längeren Besetzung des Rezeptors führt. Diese Bindung resultiert in Mikroaggregation des Hormonrezeptorkomplexes in der Hypophysenzellmembran. Nachfolgend kommt es zum Einverleiben dieses Komplexes in die Zelle, was man Internalisierung nennt (Abb. 2). Dieser Komplex wird durch intrazelluläre lysosomale Enzyme aufgedaut. Der Verlust der Rezeptoren aufgrund der Internalisierung kann durch

Neusynthese des Rezeptorproteins nicht so rasch kompensiert werden und somit nehmen die Rezeptoren deutlich in ihrer Konzentration ab (Down-Regulation).

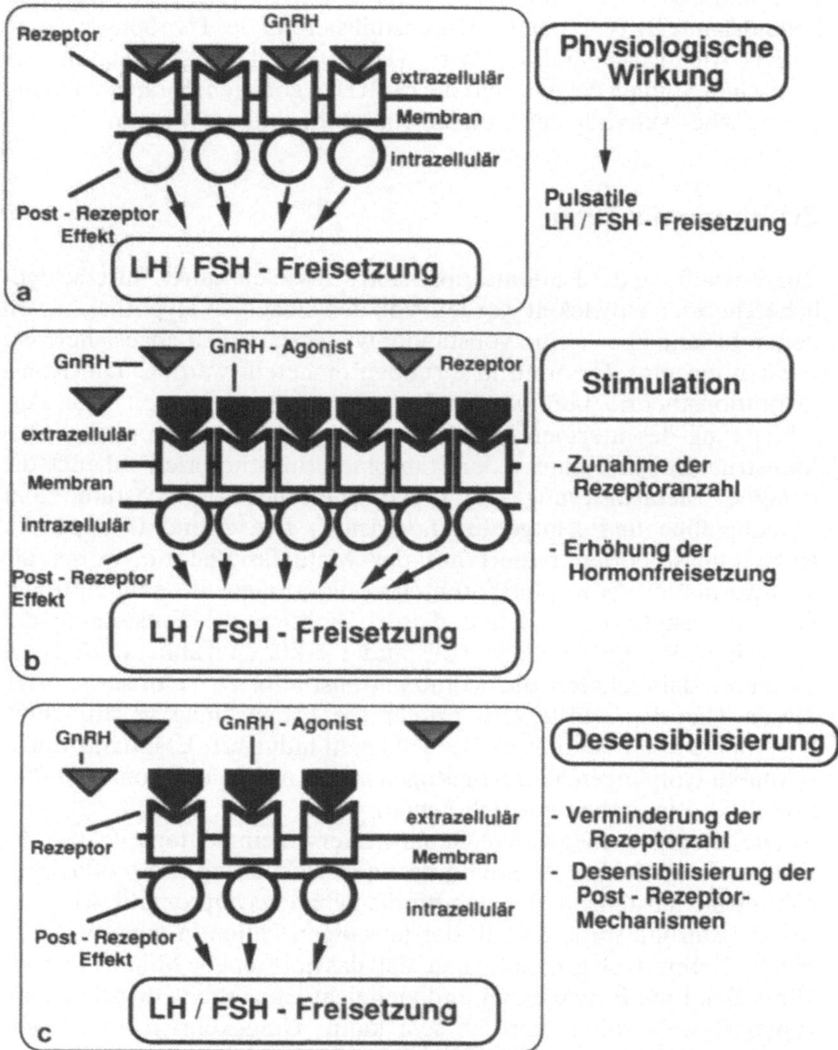

Abb. 2a-c. Mechanismen der GnRH-Analoga auf zellulärer Ebene der Hypophyse. **a** Die physiologische Wirkung von GnRH erfolgt durch pulsatile Stimulation etwa alle 90 min. **b** GnRH-Analoga stimulieren kurzfristig die hypophysäre Gonadotropinsekretion (wenige Tage). **c** Die Langzeiteinwirkung von GnRH-Analoga hemmt (d.h. desensitiviert) die Hypophyse. (Nach Kiesel und Runnebaum 1990b)

Die Wirkungsweise der GnRH-Agonisten scheint neben der Down-Regulation der membranständigen GnRH-Rezeptoren auch die Hemmung von Postrezeptormechanismen zu beinhalten. In-vitro-Experimente in kultivierten Hypophysenzellen zeigten weiterhin, daß die Proteinkinase C, ein für die Gonadotropinsynthese und -sekretion bedeutsames Enzym, bei der Desensibilisierung der Hypophyse durch GnRH-Analoga beeinflußt wird (Helm et al. 1988). Daten aus klinischen Studien zeigen, daß die GnRH-Agonistentherapie auch die biologische Aktivität der Gonadotropine beeinflussen kann.

Zusammenfassung

Zur Entstehung der Endometriose sind seit vielen Jahren unterschiedliche Theorien entwickelt worden. Von den einzelnen Hypothesen, von denen bislang noch keine vollständig wissenschaftlich abgesichert ist, können einzelne Theorien in Gruppen eingeteilt werden. Die Transplantationstheorie befürwortet im wesentlichen einerseits die Verschleppung des uterinen Endometriumgewebes bei der retrograden Menstruation. Im Rahmen der Transplantationstherorie wird auch die benigne Metastasierung durch kontinuierliches Wachstum über Lymphgefäße und Blutgefäße favorisiert. Die zweite Gruppe der Entstehungstheorien basiert auf der Metaplasietheorie, wobei die Transformation von pluripotenten Zölomzellen in endometriales Gewebe resultiert. Da keine dieser Theorien die Entstehung der klinisch beobachteten Fälle vollständig erklären kann, werden seit mehreren Jahrzehnten die Kombinationstherorien favorisiert. Nach diesen Theorien würde z.B. primär die Entwicklung in situ durch hormonale und immunologische Faktoren induziert. Erst dann würde sekundär lymphogen oder hämatogen eine Ausdehnung kontinuierlich und diskontinuierlich vor sich gehen.

Die dystop vorliegenden Gebärmutterschleimhautanteile bei der Endometriose führen zu einer gutartigen Wucherung und produzieren zahlreiche Substanzen, die man für die Schmerzsymptomatik wie auch für die Sterilitätsproblematik der jeweiligen Patientin verantwortlich macht. Bereits früh erkannte man, daß das hormonelle Milieu für einen Einfluß auf die Entwicklung und vielleicht Entstehung dieser heterotopen Gewebe verantwortlich sein kann. Umgekehrt wäre es auch denkbar, daß die Endometriose selbst endokrine Veränderungen bewirken kann und somit einen Einfluß auf die Fertilität der Frau nehmen kann.

Der Nachweis der Endometriose, vornehmlich im Bereich des kleinen Beckens, wurde durch die Einführung der Laparoskopie weitgehend vorangetrieben. Der Nachweis wie auch die Stadieneinteilung ist ausschließlich durch Laparoskopie und Laparotomie möglich und ist für die Diagnosestellung unerläßlich.

Aufgrund der Hormonabhängigkeit des Endometriosegewebes sind zahlreiche Versuche unternommen worden, um entweder durch Veränderung der endogenen Hormonproduktion oder durch die Direktwirkung der zugeführten Pharmaka das Wachstum der Endometrioseherde zu erreichen. Ursprüngliche Versuche, eine ausreichende Therapie durch Androgene oder Östrogen-Gestagen-Kombinationen zu bewirken, haben keine ausreichende Wirkung ohne massive Nebenwirkungen erzielen können. Seit mehr als zwei Jahrzehnten hatte sich die hormonelle Therapie mit Danazol etabliert. Diese Substanz hat zahlreiche Angriffspunkte, zu denen die neuroendokrine und ovarielle Hormonachse, direkte Einflußnahme auf die Herde wie auch immunologische Regulationsvorgänge gehören. Die deutliche androgene Kom-

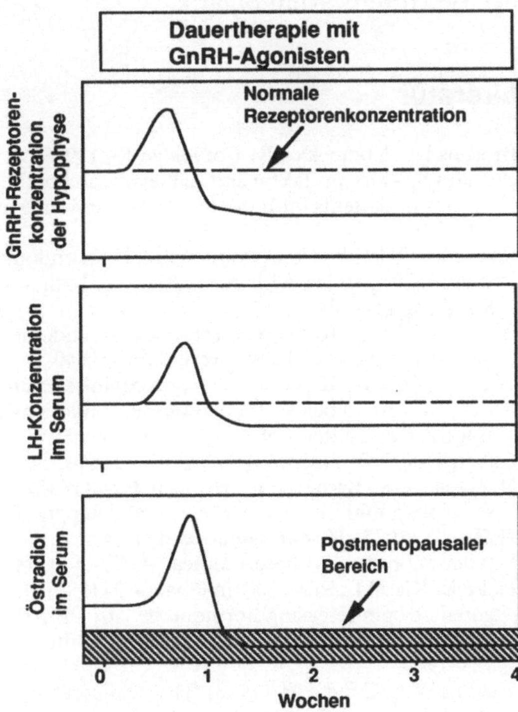

Abb. 3. Stimulatorische (Kurzzeiteffekt) und inhibitorische (Langzeiteffekt) Wirkung der GnRH-Analoga auf die Hypophyse (GnRH-Rezeptorkonzentration und LH-Sekretion) und auf die Ovarien (Östradiolspiegel)

ponente dieser Substanz führt zu unerwünschten Nebenwirkungen mit androgenisierenden Nebenerscheinungen. Die Forschung der vergangenen Jahre hat eine weitere Substanzklasse hervorgebracht, der ein gänzlich anderer Wirkungsmechanismus zugrunde liegt. Die Gonadotropin-Releasing-Hormon-Analoga (GnRH-Analoga) bewirken nach einer vorübergehenden Stimulation (agonistische Wirkung) eine Unterdrückung (antagonistische Wirkung) der hypophysären Gonadotropinsekretion. Bei der Down-Regulation spielt die Internalisierung von Rezeptorkomplexen eine entscheidende Rolle. Neben der Rezeptorregulation führt die kontinuierliche GnRH-Analoga-Behandlung zu einer Desensibilisierung der Hypophysenzellen. Bei diesem Prozeß werden vermutlich „Second-messenger-Systeme" gehemmt, wodurch die physiologische Hormonfreisetzung nicht mehr möglich ist. Diese paradoxe Hemmung der neuroendokrinen Achse bewirkt die reversible Ruhigstellung der Ovarien (Abb. 3). Der Östrogenentzug führt zur Regression der Endometrioseherde und ermöglicht die Verbesserung der Beschwerdesymptomatik.

Literatur

Brosens IA, Koninckx PR, Corveleyn PA (1978) A study of plasma progesterone, oestradiol-17β, prolaktin and LH levels, and of the luteal phase appearance of the ovaries in patients with endometriosis and infertility. Br J Obstet Gynaecol 85: 246–250

Buttram VC (1979a) Conservative surgery for endometriosis in the infertile female: a study of 206 patients with implications for both medical and surgical therapy. Fertil Steril 31: 117–123

Buttram VC (1979b) Surgical treatment of endometriosis in the infertile female: a modified approach. Fertil Steril 32: 635–640

Clayton RN, Catt KJ (1981) Gonadotropin-releasing hormone receptors: charcterization, physiological regulation and relationship to reproductive function. Endocr Rev 2: 186–209

Cullen TS (1908) Adenomyoma of the uterus. Saunders, Philadelphia

DiZerega GS, Barber DL, Hodgen GD (1980) Endometriosis: role of ovarian steroids in initiation, maintenance and suppression. Fertil Steril 33: 649–653

Halban J (1925) Hysteroadenosis metastatica. Die lymphogene Genese der sog. Adenofibromatosis heterotopica. Arch Gynäkol 124: 457–482

Helm K, Kiesel L, Rabe T, Runnebaum B (1988) Desensitization of pituitary cells by gonadotropin-releasing hormone in vitro. In: Runnebaum B, Rabe T, Kiesel L (eds) Female contraception. Springer, Berlin, Heidelberg New York Tokyo, pp 184–191

Huckle WR, Conn PM (1987) The relationship between gonadotropin-releasing hormone-stimulated luteinizing hormone release and inositol phosphate production: studies with calcium antagonists and proteinkinase C activators. Endocrinology 120: 160–169

Iwanof NF (1898) Drüsiges cystenhaltiges Uterusfibrom, kompliziert durch Sarkom und Karzinom. Monatsschr Geburtshilfe 7: 295–300

Javert CT (1949) Pathogenesis of endometriosis based on endometrial homeoplasia, direct extension, exfoliation and implantation, lymphatic and hematogenous metastasis. Cancer 2: 399–410

Kiesel L, Runnebaum B (1990a) Mechanisms involved in the hormonal treatment of endometriosis. In: Chadha DR, Buttram VC Jr Current concepts in endometriosis. Alan R. Liss, New York pp 179–196

Kiesel L, Runnebaum B (1990b) Neuroendocrine mechanisms of gonadotropin releasing hormone action. In: Brosens I, Jacobs HS, Runnebaum B (eds) LHRH analogues in gynaecology. Parthenon, New Jersey, pp 7–16

Kiesel L, Bertges K, Rabe T, Runnebaum (1986) Gonadotropin-releasing hormone enhances polyphosphoinositide hydrolysis in rat pituitary cells. Biochem Biophys Res Commun 134: 861–867

Kiesel L, Lukàcs GL, Eberhardt I, Runnebaum B, Spät A (1987a) Effect of inositol 1, 4, 5-triphosphate and GTP on calcium release from pituitary microsomes. FEBS Lett 217: 85–88

Kiesel L, Przylipiak A, Rabe T, Runnebaum B (1987b) Leukotrienes stimulate gonadotropin-release in vitro. Gynecol Endocrinol 1: 25–35

Kiesel L, Rabe T, Helm K, Maier C, Runnebaum B (1988) Potency of contraceptive progestins to inhibit luteinizing hormone secretion in vitro. In: Runnebaum B, Rabe T, Kiesel L (eds) Female contraception. Springer, Berlin, Heidelberg New York Tokyo, pp 192–205

Kistner RW (1980) Endometriosis. In: Sciarra J (ed) Gynecology and obstetrics, vol 1/38. Harper & Row, Hagerstown, pp 1–44

Meyer R (1919) Über den Stand der Frage der Adenomyositis und Adenomyome im allgemeine und insbesondere über Adenomyositis serosoepithelialis und Adenomymetritis sarcomatosa. Zentrabl Gynäkol 43: 745–750

Nishizuka Y (1984) The role of proteinkinase C in cell surface signal transduction and tumor promotion. Nature 308: 693–698

Prakash S, Ulfelder H, Cohen RB (1965) Enzyme- histochemical observations on endometriosis. Am J Obstet Gynecol 91: 990–997

Sampson JA (1921) Perforating hemorrhagic (chocolate) cysts of the ovary, their importance and especially their relation to pelvic adenomas of the endometrial type. Arch Surg 3: 245–323

Sampson JA (1927) Peritoneal endometriosis due to menstrual dissemination of endometrial tissue into peritoneal cavity. Am J Obstet Gynecol 14: 422–469

Scott RB, Wharton LR (1957) The effect of estrone and progesterone on the growth of experimental endometriosis in rhesus monkeys. Am J Obstet Gynecol 74: 852–865

Smith MA, Vale WW (1981) Desensitization of gonadotropin-releasing hormone observed in superfused pituitary cells on cytodex beads. Endocrinology 108: 752–759

Schweppe KW, Wynn RM (1984). Endocrine dependency of endometriosis: an ultrastructural study. Eur J Obstet Gynecol Reprod Biol 17: 193–208

Schweppe KW, Dmowski WP, Wynn RM (1981) Ultrastructural changes in endometriotic tissue during danazol treatment. Fertil Steril 36: 20–26

Vanderhoek JY, Kiesel L, Naor Z, Bailey JM, Catt KJ (1984) Arachidonic acid metabolism in gonadotroph-enriched pituitary cells. Prostaglandins Leukotrienes Med 15: 375–385

Vierikko P, Kauppilla A, Rönneberg L (1985) Steroidal regulation of endometriosis tissue: lack of induction of 17-β-hydroxysteroiddedydrogenase activity by progesterone, medroxyprogesterone acetate, or danazol Fertil Steril 43: 218
Waldeyer (1870) Eierstock und Ei. Leipzig. Zit. nach Gondall JR (1944) A study of endometriosis 2nd edn. Lippincott, Philadelphia, p 2
Wildt L (1987) Die endokrine Kontrolle des menstruellen Zyklus. In: Diedrich K (Hrsg) neue Wege in Diagnostik und Therapie der weiblichen Sterilität. Enke, Stuttgart, S 1–25

Diagnostik der Endometriose und Objektivierung der Befunde

A.E. Schindler

Es gibt mehrere Bereiche von diagnostischen Verfahren, die für die Diagnosestellung der Endometriose heran gezogen werden können. Dazu gehören:

1. Klinische Diagnosemöglichkeiten;
2. Bildgebende Verfahren (Ultraschall, CT, NMR);
3. Laparoskopie/Pelviskopie;
4. Biochemische Parameter (z.B. Tumormarker).

Bei den klinischen Diagnosemöglichkeiten ist die Anamneseerhebung mit den Kardinalsymptomen Schmerzen und Sterilität von größter klinischer Wertigkeit. Zum Schmerzspektrum bei Endometriose gehören Dysmenorrhoe (vor allem sekundär, aber auch primär), Dyspareunie und Schmerzen im kleinen Becken (zyklisch, azyklisch oder kontinuierlich); hinzu kommen können Kreuzschmerzen, Dysurie und schmerzhafte Defäkation. Es besteht jedoch keine Korrelation zwischen dem Schweregrad der Schmerzsymptomatik und dem Schweregrad der Endometriose. Die Endometriose kann aber auch ohne Schmerzsymptomatik vorliegen. So fand Schweppe [20] bei 360 Frauen

Tabelle 1. Endometriosebedingte Sterilitätsursachen. (Nach Hurst u. Rock [9])

1. Veränderungen der anatomischen Gegebenheiten in den Adnexbereichen

2. Ovulatorische Dysfunktion
   Oligoovulation
   Störung des Follikelwachstums
   LUF-Syndrom
   Corpus-luteum-Insuffizienz

3. „Toxisches" Milieu im kleinen Becken
   (Spermienphagozytose durch
   Makrophagen, Spermienimmobilisation etc.)

4. Autoimmunvorgänge

5. Erhöhte Abortrate

mit nachgewiesener Endometriose 134 Frauen, die ohne Schmerzsymptomatik waren. Weiterhin spielt die Sterilität bzw. Infertilität eine Rolle. Die durch Endometriose bedingten Sterilitätsursachen sind in Tabelle 1 zusammengefaßt. Bei über 50 % der Frauen mit Sterilität konnte Endometriose nachgewiesen werden [22]. Zu den anatomischen Veränderungen im Adnexbereich gehören Tubenverschlüsse, Tubenverwachsungen und Veränderungen des Ovars durch Endometriose (Endometriome). Aber auch eine zervikale Endometriose kann sich störend auswirken [9]. Oligoovulation ist in 17 % von 350 Endometriosepatientinnen gefunden worden [23]. Das Vorkommen eines LUF-Syndroms wurde mit 16–54 % bei Frauen mit Endometriose angegeben, während bei den Kontrollen nur maximal 10 % gefunden wurden [7]. Bei ultrasonographischen Kontrollen lag die Häufigkeit des LUF-Syndroms unter 20 % [18]. Ähnliches gilt für die Corpusluteum-Dysfunktion [9, 19].

Bei der gynäkologischen Untersuchung ist bereits der Vulvabereich zu beachten. Hier kann Endometriose vor allen Dingen in Episotomienarben vorkommen [8]. Besondere Aufmerksamkeit verdient der obere Scheidenbereich – insbesondere das hintere Scheidengewölbe – wo die meisten Scheidenendometrioseherde gefunden werden [22]. Hier ist besondere Sorgfalt bei der Inspektion und später bei der Palpation erforderlich. Auch an der Portio können Endometrioseherde auftreten und führen vielfach zu Blutungsstörungen im Sinne von „Vorschmieren" oder Postkoitalblutung. Die kolposkopische Untersuchung mit gezielter Biopsie ist hierbei das bevorzugte Diagnoseverfahren.

Bei der Palpation sind knotige Sakrouterinligamente in 30–50 %, Retroversio uteri in 20–30 % und Adnexveränderungen in 10–20 % beschrieben worden [21]. Besonders zu beachten ist der Schmerz beim Anheben der Portio und die Schmerzhaftigkeit bei Palpation besonders auch bei rektovaginaler Exploration des Douglas-Raums bzw. der Sakrouterinligamente [22].

Das diagnostische Verfahren der Wahl stellt für die Endometriose des Bauchraums und insbesondere des kleinen Beckens (Endometriosis genitalis externa) die Laparoskopie/Pelviskopie dar [22]. Angefangen vom sog. „Blutsee" mit der differentialdiagnostischen Abgrenzung zur retrograden Menstruation über die verschiedenen Formen der Endometriose bis hin zu ausgedehnten Verwachsungen des kleinen Beckens und Ovarialtumoren kann dies alles durch Endometriose bedingt sein. Dabei ist generell festzustellen, daß heute noch das Ausmaß der Endometriose bei der Laparoskopie/Pelviskopie in etwa 50 % der Frauen unterschätzt wird und 7 % der Patientinnen inkorrekt in die Kategorie „ungeklärte Sterilität" eingeordnet werden [12].

Endometriose liegt nicht nur vor wenn die „typischen" bläulich-schwarzen Herde gefunden werden, sondern auch bei unpigmentierten bläschenförmigen Veränderungen ohne Begleiterscheinung in der Umgebung [11, 12]. Eine Beziehung scheint zwischen dem Erscheinungsbild der Endometriose und dem Alter der Patientin zu bestehen [15]. Bei den jüngeren Frauen scheinen die nichtpigmentierten Veränderungen zu überwiegen.

Nach Schweppe [20] umfassen makroskopische Erscheinungsformen der Endometriose folgende Möglichkeiten:

1. Normalerscheinendes Peritoneum [13];
2. Nichtpigmentierte Veränderungen [10];
3. Peritoneale Läsionen:
   - Bläschenförmige Veränderungen (intraabdominal; weiß, gelblich, rot, blau),
   - Knötchenförmige Veränderungen (subperitoneal; braun, blau, schwarz),
   - Fleckförmige Veränderungen (intraperitoneal; nicht sichtbar bei der Pelviskopie) [1];
4. Peritonealdefekte [5].

Zur besseren Erkennung von nichtpigmentierten Endometrioseherden ist das Überdecken des Peritoneums mit Blut vorgeschlagen worden [17]. Zur Verbesserung der Diagnostik ist die sog. Kontaktlaparoskopie angegeben worden [16]. Im normal erscheinenden Peritoneum wurde Endometriose durch die Scanningelektronenmikroskopie nach-

Tabelle 2. Korrelation zwischen endoskopischem und histologischem Befund bei der Endometriosediagnostik. (Nach Köhler u. Lorenz [11])

Endoskopischer Befund	Nachgewiesene Endometriose %
Blau-schwarz, narbig	80–97
Weiß, narbig	80–91
Peritonealdefekte	39–85
Rot-flammenartig	33–81
Schwarz-braune Bläschen	72–80
Rot polypoid	75
Farblos-opake Bläschen	58–65
Gelbbraune Flecken	22–47
Hämosiderin	33
Netzartiges verdicktes Peritoneum	9
Normales Peritoneum	6–25

Tabelle 3. Differentialdiagnose der endoskopischen Erscheinungsformen der Endometriose. (Nach Köhler u. Lorenz [11])

Endoskopisches Bild	Differentialdiagnose
Vesikuläre lichtdurchlässige bis opake polypoide Papeln	Fremdkörperreaktionen (HSG) Entzündliche Vesikel Peritoneale Einschlußzysten Waldhard-Zysten
Rote polypoide Papeln	Endometriales Stroma Hämangiome
Rote/blaue Flecken	Erweitere arterielle und venöse Kapillaren
Weiße Plaques	Fibrinablagerungen Postoperative und entzündliche Narben (auch nach Lasertherapie) Carcinosis peritonei Versprengtes NNR-Gewebe Alte Fäden
Pigmentierte Herde	OP-Narben Alte Einblutungen Zustand nach Hämatoperitoneum Alte Fäden

gewiesen [13, 24]. Bei Sterilitätspatientinnen wurde Endometriose in 6 % bei normal erscheinendem Peritoneum gefunden und in 13 % bei Frauen mit Endometriose [14]. Bei den Ovarien ist auf tiefer gelegene Endometrioseherde zu achten. Eine Punktion der Ovarien wurde empfohlen [4].

Eine Korrelation zwischen endoskopischen und histologischem Befund bei der Endometriosediagnostik wurde von Köhler und Lorenz [11] zusammengestellt und ist in Tabelle 2 wiedergegeben. Von den gleichen Autoren wurde auch eine Differentialdiagnostik der endoskopischen Erscheinungsform der Endometriose aufgestellt. Sie ist in Tabelle 3 zusammengefaßt.

Um der Forderung nach einer mikroskopischen Diagnose zu entsprechen, wurde die zytologische Abklärung vorgeschlagen [2, 3]. Dieses diagnostische Verfahren läßt sich technisch problemlos durchführen. Damit ist eine direkte mikroskopische Diagnose für Endometriose bei folgenden Gegebenheiten möglich:

1. Wenn der Operateur Schwierigkeiten mit der direkten Biopsie hat;
2. Wenn Endometriose direkt an vitalen Strukturen liegt und deshalb keine Biopsie und nachfolgende Koagulation möglich' ist (z.B. Ureter, Lig. infundibulum pelvicum);

3. Bei Allen-Masters-Syndrom (Abstrich aus den Peritonealtaschen);
4. Bei sog. unauffälligen Befunden.

Eine hohe Übereinstimmung zwischen Biopsie- und Zytologiebefunden konnte gezeigt werden [2, 3]. Somit stellt der direkte zytologische Abstrich eine effektive Alternative zur bioptischen Verifizierung der Endometriose dar.

Von einer Reihe von Untersuchern sind verschiedene Tumormarker gemessen worden, um zu überprüfen, inwieweit durch solche biochemischen Marker neue Möglichkeiten der Diagnostik und der Kontrolle der Endometriose gegeben sind. Am günstigsten hat sich CA 12-5 erwiesen. Hier besteht eine Sensitivität von 49 %, während andere Tumormarker wie z.B. CA 19–9 und CA 15-3 nur eine Sensitivität von 19 % aufweisen. Der prätherapeutische Korrelationskoffizient zum AFS-Stadium lag bei r = 0,40 [6]. Insgesamt sind Tumormarker kein Ersatz für die laparoskopisch/pelviskopische Diagnostik mit mikroskopischer Verifizierung. Sie sind auch nicht geeignet, Behandlungseffekte bestimmter Endometriosetherapieformen anzuzeigen. Vielmehr scheinen die gezeigten Veränderungen von CA 12-5 eher dem Ruhen der Ovarialfunktion unter Therapie als einer Regression der Endometriose zu entsprechen [6].

Zusammenfassung

Die Diagnose Endometriose sollte ernsthaft in Betracht gezogen werden, wenn Frauen Dysmenorrhoe, Dyspareunie, Unterbauchschmerzen, Sterilität bzw. Infertilität und Zyklusstörungen aufweisen. Verdachtsmomente ergeben sich bei der gynäkologischen Untersuchung durch Portioschiebeschmerz, Veränderungen der Sakrouterinligamente, des Douglas-Raums, Retroversio uteri und Adnexveränderungen. Die Diagnose „Endometriose" erfordert die morphologische Verifizierung durch Histologie bzw. Zytologie. Die Laparoskopie/Pelviskopie ist das Diagnoseverfahren der Wahl für die Endometriose genitalis externa und den gesamten Bauchraum. Die Endoemtrioseherde haben unterschiedliche Erscheinungsformen, die von den weißlichen Bläschen bis hin zu dunkelbraunen Herden reichen. Die Läsionen können oberflächlich liegen oder sich in verdickten narbigen Gewebsbezirken befinden. Adhäsionen und peritoneale Taschen (Allen-Masters-Syndrom) stellen endometrioseverdächtige Bereiche dar.

Literatur

 1. Brosens IA (1990) Evaluation of endometriotic lesions: is endometriosis a progressive disease? In: Current concepts in endometriosis. Liss, New York, pp 151–156
 2. Bühler K, Forsat A (1989) Neues Verfahren zur mikroskopischen Diagnose der Endometriose. Fertilität 5: 72–76
 3. Bühler K, Forsat A (1990) Zytologisches Verfahren zur mikroskopischen Bestätigung der Endometriose. Endometriose 8: 70–74
 4. Candiani GB, Vercellini P, Federle I (1990) Laparoscopic ovarian puncture for correct staging of endometriosis. Fertil Steril 53: 994–997
 5. Chatman DL, Zbella EA (1986) Pelvic peritoneal defects and endometriosis: further observations. Fertil Steril 46: 711–714
 6. Cirkel U, Ochs H, Latussek B, Schneider HPG (1991) Aussagekraft der Tumormarker CA 12-5, CA 19-9, CA 15-3 und CEA bei Endometriose. Endometriose 9: 53–59
 7. Donnez J, Langerick S, Thomas K (1983) Peritoneal fluid volume, 17 beta-estradiol and progesterone concentrations in women with endometriosis and/or luteinized unruptured follicle syndrome Gynecol. Obstet Invest 16: 210–220
 8. Haas P, Callies R (1989) Auftreten von Endometriose in der Episiotomienarbe. Endometriose 7: 17–18
 9. Hurst BS, Rock JA (1989) Endometriosis: pathophysiology, diagnosis and treatment. Clin Obstet Gynecol 44: 297–394
10. Jansen RB, Russell P (1986) Nonpigmented endometriosis: clinical, laparoscopic and pathological definition. Am J Obstet Gynecol 115: 1154–1159
11. Köhler G, Lorenz G (1991) Zur Korrelation von endoskopischem und histologischem Bild der Endometriose. Endometriose 9: 42–49
12. Martin DC, Hubert GD, Van der Zwaag R, el Zecky FA (1989) Laparoscopic appearance of peritoneal endometriosis. Fertil Steril 51: 63–67
13. Murphy AA, GreenWR, Bobbie DB, de la Cruz ZC, Rock JA (1986) Unsuspected endometriosis documented by scanning electron microscopy in visually normal peritoneum. Fertil Steril 46: 522–524
14. Nisolle M, Paindaveine B, Bourden A, Berliere M, Casanas-Roux F, Donnez J (1990) Histologic study of peritoneal endometriosis in infertile women. Fertil Steril 53: 984–988
15. Redwine, DB (1987a) Age related evaluation in color appearance of endometriosis. Fertil Steril 48: 1062–1063
16. Redwine DB (1987) The distribution of endometriosis in the pelvis by age groups and fertility. Fertil Steril 47: 173–175
17. Redwine DB (1989) Peritoneal blood painting: an aid in the diagnosis of endometriosis. Am J Obstet Gynecol 161: 865–866
18. Schenken RS (ed) (1989) Endometriosis: contemporary concepts in clinical managment. Lippencott, Philadelphia
19. Schindler AE (1985) Endometriose als endokrine Sterilitätsursache. Endometriose 3: 51–52
20. Schweppe KW (1990) Clinical implications of recent advances in diagnosis. VII World congress on Human Reproduction, Helsinki 28.6.1990
21. Schweppe KW, Dmowski WP, Rolland R (1990) Endometriose: Pathophysiologie, Klinik und neue Behandlungsmöglichkeiten. Aktuelles Wissen Hoechst, Reihe Hormone, Frankfurt
22. Semm K (1985) Differntialdiagnostik der Endometriose. Endometriose 3: 21–37

23. Soules MR, Malinak LR, Burry R, Poindexter A (1976) Endometriosis and anovulation: a coexisting problem in the infertile female. Am J Obstet Gynecol 125: 412–417
24. Vasques G, Cornillie F, Brosens IA (1984) Peritoneal endometriosis: Scanning electron microscopy and histology of minimal pelvic endometritotic lesions. Fertil Steril 42: 696–703

Klassifizierung der Endometriose

L. Mettler

Da die Endometriosis genitalis externa mit Sicherheit nur durch operative Pelviskopie oder durch Laparotomie histologisch gesichert werden kann, ergibt sich als die logischste Stadieneinteilung die sog. endoskopische Endometrioseklassifizierung (EEC).

Diese endoskopische Endometrioseklassifizierung unterscheidet optisch 4 Ausdehnungsgrade unter Einbeziehung der Eileiterdurchgängigkeit.

Diese 4 Grade haben wir in einer leicht verständlichen und überschaubaren Abbildung dargestellt (Abb. 1). Dabei sind Ausdehnungsbereiche des Krankheitsbilds pelviskopisch schnell und einwandfrei erfaßbar und wie folgt zu deuten:

EEC I: Kleine Endometrioseherde im Bereich Excavatio rectouterina sowie auf dem Peritoneum mit einem Durchmesser < 5 mm. Es bilden sich keine Knoten und die Eileiter sind einwandfrei durchgängig. Die Ampullen der Tuben sind normal konfiguriert; es bestehen keine peritubaren bzw. ovariellen Verwachsungen. Auch Herde an der Portio werden dazugezählt.

EEC II: Endometrioseherde in der Excavatio rectouterina mit einem Durchmesser > 5 mm und an den Ligg. sacrouterina ebenfalls nicht knotenbildend, auch in der Excavatio vesicouterina. Kleine Herde auf und hinter den Ovarien. Ampullenphimosen bzw. -stenosen, ein- oder doppelseitige tubare und ovarielle Adhäsionen, Blutsee im Douglas-Raum.

EEC III: Weit ausgedehnte Genitalendometriose in der Excavatio vesico uterina und rectouterina mit Läsionen von einem Durchmesser > 5 mm, Knotenbildung in den Ligg. sacrouterina, Schokoladenzysten mit Ovarialzysten bis zu Mannsfaustgröße ein- und mehrkammrig, Tubenwinkeladenomen, Salpingitis isthmica nodosa, hochgradigen Ampullenphimosen und -stenosen, auch mit intramuralen Myomen, Saktosalpingen ein- oder beidseitig und massiven peritubaren und/oder ovariellen Verwachsungen, Blutsee im Douglas-Raum.

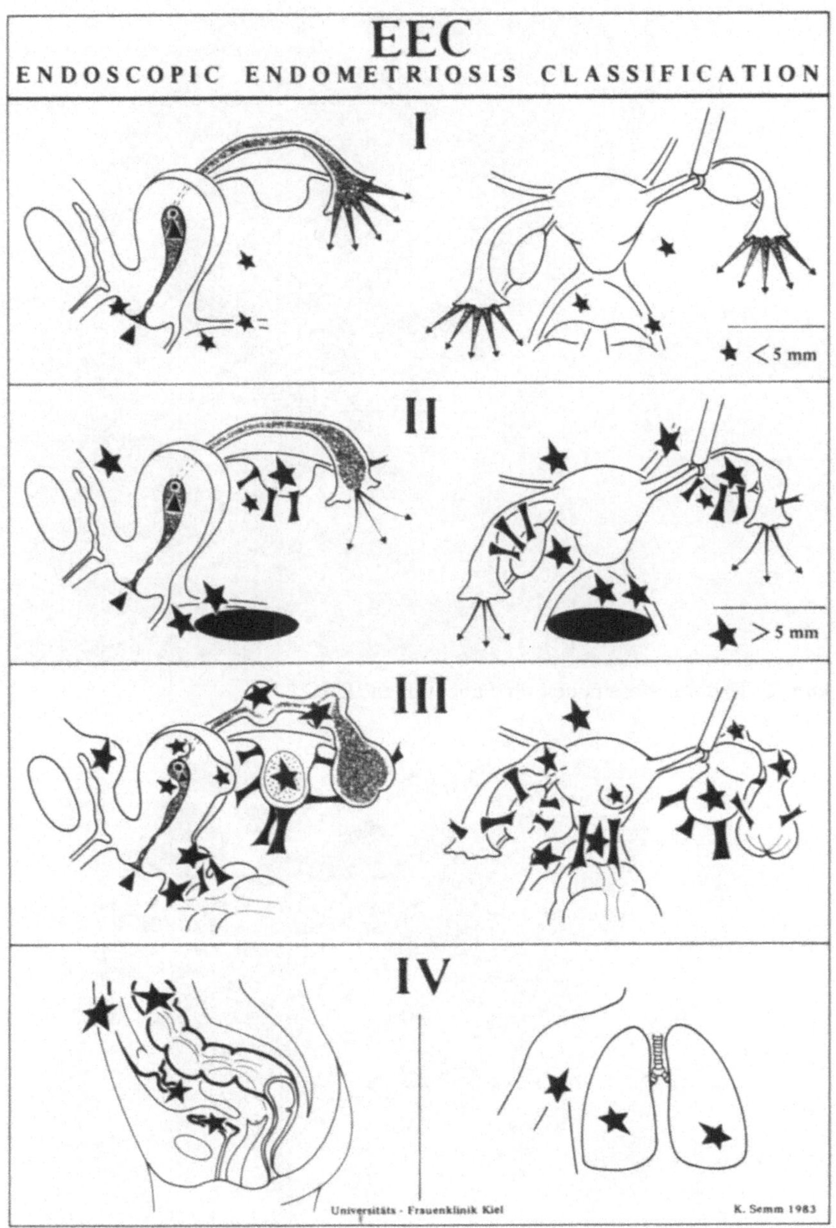

Abb. 1. EEC-Klassifizierung

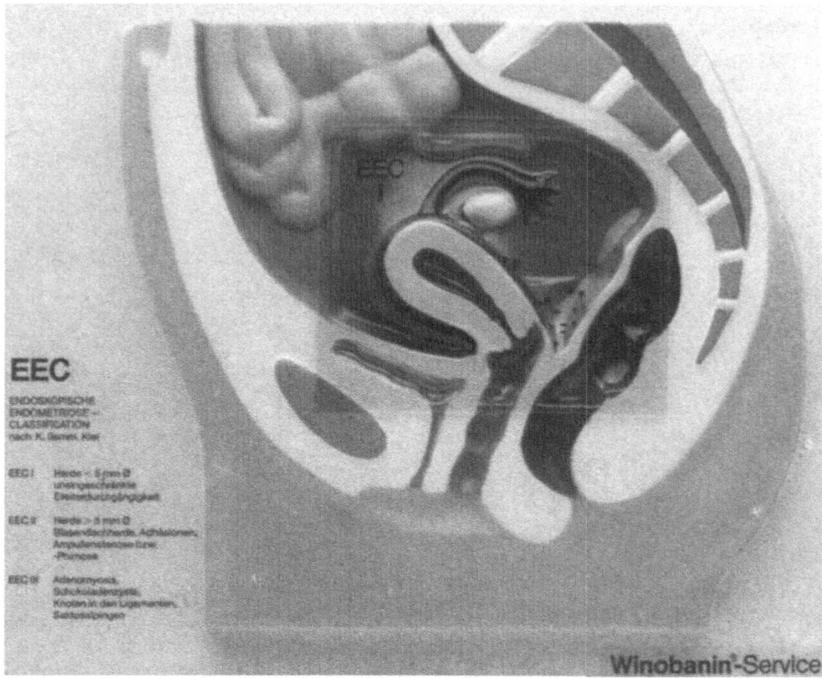

Abb. 2. Endometriosemodell für Patientinnen, EEC I

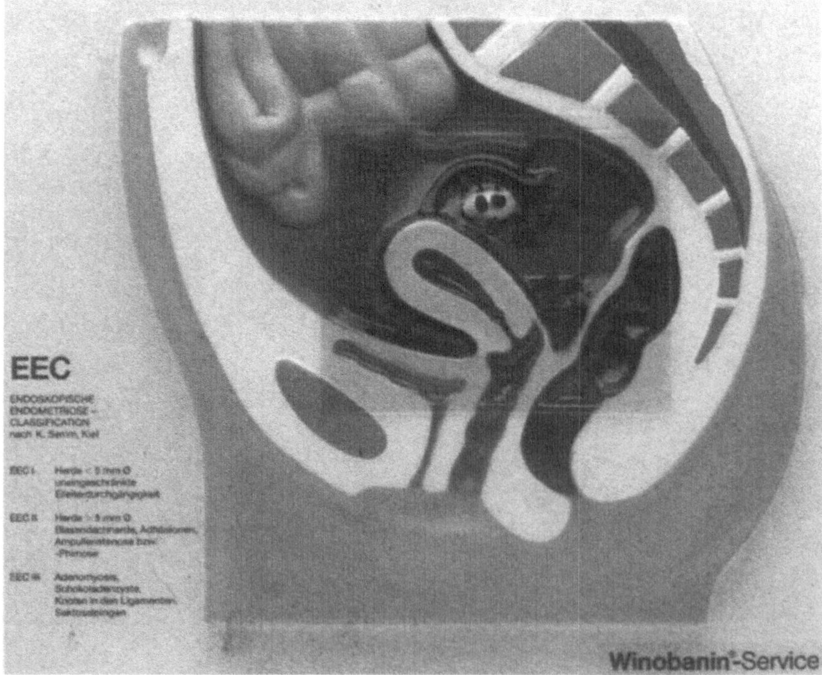

Abb. 3. Endometriosemodell für Patientinnen, EEC II

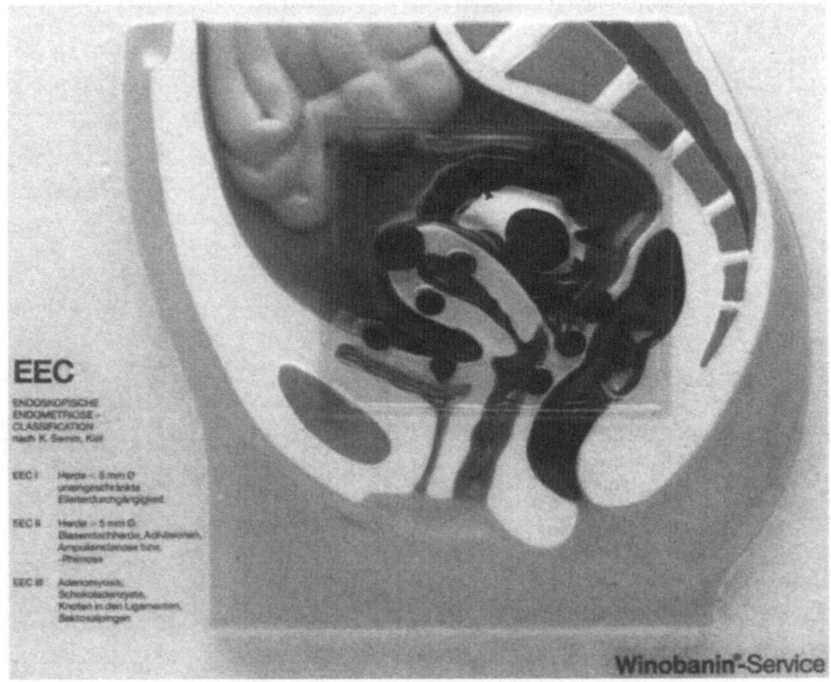

Abb. 4. Endometriosemodell für Patientinnen, EEC III

EEC IV: Das exakte Vorkommen von Endometrioseherden am Darm, an der Appendix, am parietalen Peritoneum ist oft endoskopisch nur zu ahnen. Es macht sich aber durch Symptome bemerkbar, z. B. Blutungen im Nabel und in der Lunge.

Dabei ist jeder der einzelnen Befunde für die Klassifizierung bestimmend. Auch im Beckenmodell lassen sich die Grade der Endometriose in dem Patientengut gut verständlich demonstrieren. Abbildung 2 zeigt die Endometrioseherde des Grades I; Abbildung 3 des Grades II und Abbildung 4 des Grades III der Genitalendometriose in Schemata, die an der Universitäts-Frauenklinik, Kiel, entwickelt wurden. Die Beschreibung des Endometriosebefalls kann schwierig sein. Acosta et al. (1973) hatten sie bereits in 3 Gruppen eingeteilt. Die „Revised American Fertility Society Classification" (AFS) legte sich dann 1978 auf 4 Haupt- und Untergruppen fest (Tabelle 1). Dabei wird in der jeweiligen Hauptgruppe zwischen dem Implantationscore und dem Adhäsionscore unterschieden. Die ermittelte Punkteskala ist leicht mit der EEC-Klassifizierung zu vergleichen (Tabelle 2).

Tabelle 1. Überarbeitete Endometrioseklassifikation der American Fertility Society (AFS)

Patient's Name_______________________________ Date_______________________________
Stage I (Minimal) - 1–5   Laparoscopy________ Laparotomy________ Photography________
Stage II (Mild) - 6–15   Recommended Treatment_______________________________
Stage III (Moderate) - 16–40   _______________________________
Stage IV (Severe) - > 40   _______________________________
Total_______________   Prognosis_______________________________

Peritoneum	Endometriosis		< 1 cm	1–3 cm	> 3 cm
		Superficial	1	2	4
		Deep	2	4	6
Ovary	R	Superficial	1	2	4
		Deep	4	16	20
	L	Superficial	1	2	4
		Deep	4	16	20
	Posterior Culdesac Obliteration			Partial	Complete
				4	40
Ovary	Adhesions		< 1/3 Enclosure	1/3-2/3 Enclosure	> 2/3Enclosure
	R	Filmy	1	2	4
		Dense	4	8	16
	L	Filmy	1	2	4
		Dense	4	8·	16
Tube	R	Filmy	1	2	4
		Dense	4·	8·	16
	L	Filmy	1	2	4
		Dense	4	8	16

Tabelle 2. Vergleich der 3 internationalen Endometrioseklassifikationen

AFS 1– 5	= EEC I	= Acosta I
AFS 6–15	= EEC II	= Acosta II
AFS 16–40	= EEC III	= Acosta III
AFS > 40	= EEC IV	= Acosta IV

Eine Klassifizierung der Endometriose bei der Erstdiagnostik ermöglicht ein Abschätzen der eingesetzten operativen und hormonellen Behandlung bei einer etwaigen Kontrollpelviskopie. Bei Patientinnen mit Kinderwunsch erfolgt die Eröffnung verschlossener Eileiter am zweckmäßigsten erst nach einer hormonellen Endometriosebehandlung (Mettler u. Semm 1984; Mettler 1987). Die Exzision von Endometriosezysten der Ovarien (dann mindestens EEC III) ergibt in der Regel ein Verschwinden der Endometriose. Sollte es jedoch erneut zu Zystenbildungen kommen ist es wichtig zu wissen, in welchem Ausmaß vor Eingriff Alterationen vorhanden waren. Wegen der relativen Kompliziertheit eignet sich die AFS-Klassifizierung nicht für die Routinediagnostik, sondern dient den forcierten klinischwissenschaftlichen Fragestellungen. Die Acosta-Klassifizierung von 1973 unterscheidet sich kaum von der EEC-Klassifizierung (Semm 1976, 1984).

Literatur

1. Acosta A, Buttram A, Besch VC, Malinak PK, Franklin LR, Vanderheyden RR (1973) A proposed classification of pelvic endometriosis. Obstet Gynecol 42 1: 19–25
2. AFS-Klassifizierung (1978) In: Mettler L, Semm K (1989) Diagnostik der Endometriose. In: Endometriose – neue Therapiemöglichkeiten durch Buserelin. de Gruyter, Berlin S 43–65
3. Mettler L (1987) Vergleich der medikamentösen Behandlung der Endometriosis genitalis externa mit Gestrinon, Lynoestrenol und Danazol im Rahmen der 3-Stufen-Behandlung. Sterilität 3: 133–139
4. Mettler L, Semm K (1984) Three-step-therapy of genital endometriosis in cases of human infertility with lynestrenol, danazol or gestrinon with the second-step. In: Raynaud JP, Ojasso T, Martini L (eds) Medical management of endometriosis, pp 233–248
5. Schweppe KW (1984) Morphologie und Klinik der Endometriose. Schattauer, Stuttgart
6. Semm K (1976) Pelviskopie und Hysteroskopie. Farbatlas und Lehrbuch. Schattauer, Stuttgart
7. Semm K (1984) Operationslehre für endoskopische Abdominal-Chirurgie. Schattauer, Stuttgart

Therapiefortschritt mit GnRH-Analoga durch galenische Weiterentwicklung des Leuprorelinacetats zum Enantone®-Gyn Monats-Depot

R. Hübner

Leuprorelinacetat, ein hochwirksames GnRH-Analogon, steht in einer Depotzubereitung in Form von Retardmikrokapseln zur Verfügung, die einmal pro Monat als Suspension injiziert den Östrogen- und Progesteronspiegel bei Patientinnen mit hormonabhängigen Erkrankungen in den postmenopausalen Bereich senkt.

Die Depotwirkung beruht auf dem Einschluß der Wirksubstanz in Partikel aus einem Copolymer aus Glykolsäure und Milchsäure, das im Körper – wie chirurgisches Nahtmaterial – in die beiden Ausgangsbestandteile zerlegt und vollständig resorbiert wird. Dabei wird der Wirkstoff Leuprorelinacetat kontinuierlich über einen Monat freigesetzt.

Studien ergaben, daß ein Copolymer mit einem Molekulargewicht von 14 000 und einem Glykolsäure-Milchsäure-Verhältnis von 1 : 3 optimale Freisetzungseigenschaften aufweist.

Die durch einfaches Aufschütteln in einem speziellen Suspensionsmittel herzustellende Suspension aus 44,1 mg Retardmikrokapseln mit 3,75 mg Leuprorelinacetat kann aufgrund der besonderen Galenik mit einer sehr dünnen Nadel injiziert werden.

In umfangreichen klinischen Untersuchungen wurden die Wirksamkeit und Verträglichkeit dieses innovativen Präparats für die Behandlung hormonabhängiger Erkrankungen belegt. Mittlerweile liegen Erfahrungen bei der Behandlung mit Leuprorelinacetat an weit über 50 000 Patienten vor.

Weitere Anwendungsgebiete, bei denen eine Hormonsuppression durch die Gabe eines GnRH-Analogons angezeigt ist, wie prämenopausales Mammakarzinom, Pubertas praecox usw., befinden sich für das Leuprorelinacetat in klinischer Prüfung bzw. sind wie das hormonabhängige Prostatakarzinom, die Endometriose und die präoperative Behandlung des Uterus myomatosus bereits seit einiger Zeit etablierte Indikationen.

Seit 1948, als von Harris die Theorie der Hypothalamus-Hypophysen-Gonaden-Achse angestellt wurde, arbeiteten verschiedene Arbeitsgruppen an der Strukturauflösung des humanen GnRHs.

Es dauerte bis zum Jahre 1971, bis Schally et al. (1985) die Strukturaufklärung und Synthese des GnRH's gelang.

Im gleichen Jahr konnten die japanischen Wissenschaftler Matsuo, Baba und Arimura die Struktur des GnRH-Dekapeptids beim Schwein aufklären (Matsuo et al. 1971; Arimura et al. 1979). 1974 wurde schließlich in den Labors von Takeda in Osaka ein Analogon zum menschlichen GnRH-Dekapeptid entwickelt. Dieses Analogon besteht aus 9 Aminosäuren und besitzt eine 50- bis 80fache Wirksamkeit im Vergleich zum natürlichen GnRH (Eisenberger 1986, Ogawa et al. 1989), was durch eine höhere Bindungsaffinität zum hypophysären Rezeptor und eine deutlich längere Halbwertzeit erklärt wird.

Dieses Nonapeptid mit einem Molekulargewicht von 1270 aus den Labors von Takeda erhielt die wissenschaftliche Bezeichnung Leuprorelinacetat. Es unterscheidet sich vom natürlichen GnRH zum einen durch die Substitution des Glyzins an Position 6 des natürlichen GnRHs durch D-Leucin sowie durch den Ersatz des an 10. Stelle beim natürlichen Hormon stehenden Gyzins durch eine Ethylamidgruppe (Abb. 1).

Galenische Entwicklung

Mit dem Wirkstoff Leuprorelinacetat entstand zunächst ein Arzneimittel zur täglichen Injektion, das in den USA 1985 von der FDA zur Behandlung des fortgeschrittenen Prostatakarzinoms zugelassen wurde. Dieses Präparat muß einmal täglich s.c.-injiziert werden. Um nun die Anwendung zu vereinfachen und die Compliance zu erhöhen, wurden verschiedene Anstrengungen unternommen, neue galenische Darreichungsformen zu entwickeln. Einer dieser Wege für oral nicht applizierbare Substanzen ist die intranasale Verabreichung.

Die Resorptionsquote nach intranasaler Anwendung ist für GnRH-Analoga jedoch gering und großen Schwankungen unterworfen. Die Bioverfügbarkeit beträgt z.B. für Nafarelin nach intranasaler Verabreichung am Rhesusaffen nur 2% im Vergleich zur s.c.-Injektion (Anik et al. 1984), für Buserelin 3,3%.

Natürliches LH-RH

	1	2	3	4	5	6	7	8	9	10
Pyro —	Glu —	His —	Trp —	Ser —	Tyr —	Gly —	Leu —	Arg —	Pro —	Gly — NH$_2$

Leuprorelinacetat (Enantone®)

Pyro — Glu — His — Trp — Ser — Tyr — DLeu — Leu — Arg — Pro — NHCH$_2$ — CH$_3$

Abb. 1. Aminosäurensequenz GnRH vs. Leuprorelinacetat

Bei Takeda wurden deshalb Versuche mit Zusatz von Resorptionsvermittlern wie α-Zyklodextrin durchgeführt. Dazu wurden z.B. Ratten nach einem kleinen chirurgischen Eingriff, um die Drainage der applizierten Lösung in der Nasenhöhle zu verlangsamen, jeweils verschiedene Konzentrationen von Leuprorelinacetat mit bzw. ohne α-Zyklodextrin mittels Mikropipette verabreicht. Die Bioverfügbarkeit von Leuprorelinacetat mit Zusatz von α-Zyklodextrin war bei Ratten wie bei Hunden etwa um den Faktor 3 höher als ohne Zusatz und erreichte bei diesem Modell immerhin 69 bzw. 87% der einer i.v.-Verabreichung, berechnet über die AUC (Shimamoto et al. 1987).

Bei freiwilligen Probanden wurde ebenfalls Leuprorelinacetat in Form einer Nasenlösung angewandt, hier jedoch ohne chirurgische Manipulation an der Nasenhöhle. Dabei waren die gefundenen Serumspiegel sowie die Fläche unter der Kurve nach Zusatz eines Resorptionsvermittlers doppelt so groß wie ohne. Im Vergleich zu einer s.c.-Injektion betrug die Bioverfügbarkeit mit α-Zyklodextrinzusatz etwa 5,6%.

Die deutlichen Unterschiede zu den tierexperimentellen Ergebnissen beruhen wahrscheinlich auf den Untersuchungsbedingungen sowie auf morphologischen Aspekten. Die daneben bestehende, große, interindividuelle Streuung bei verschiedenen Personen wie auch die mögliche intraindividuelle Variabilität (z.B. Durchblutungsveränderung der Nasenschleimhaut in Abhängigkeit von der Lufttemperatur oder bei Rhinitis) ließen deshalb eine intranasale Anwendung wegen der problematischen Sicherstellung einer konstanten Wirkung für Takeda als nicht sinnvoll erscheinen.

Beim Vergleich der ovulationsinduzierenden Wirkung von Leuprorelinacetat in verschiedenen Applikationsformen zur *intravenösen, subkutanen, vaginalen, rektalen, nasalen* sowie *oralen* Anwendung zeigte sich eindeutig die Überlegenheit einer Verabreichung mittels Injektion (Abb. 2).

Die weitere Entwicklung konzentrierte sich deshalb auf injizierbare Depotzubereitungen, die nur einmal pro Monat angewandt werden müssen. Dazu wurden „microspheres" entwickelt, die in einer Matrix aus einem Copolymer den Wirkstoff enthalten und aus denen Leuprorelinacetat über einen Monat freigesetzt wird. Als optimales Copolymer wurde ein Polymerisat aus DL-Glykolsäure/Milchsäure im Verhältnis 1:3 gewählt. Dieses zeichnet sich dadurch aus, daß es nach Applikation im Körper langsam auf nicht enzymatischem Weg in Milchsäure und Glykolsäure gespalten wird. Derartige Copolymere finden als resorbierbares Nahtmaterial in der Chirurgie breite Verwendung (Abb. 3).

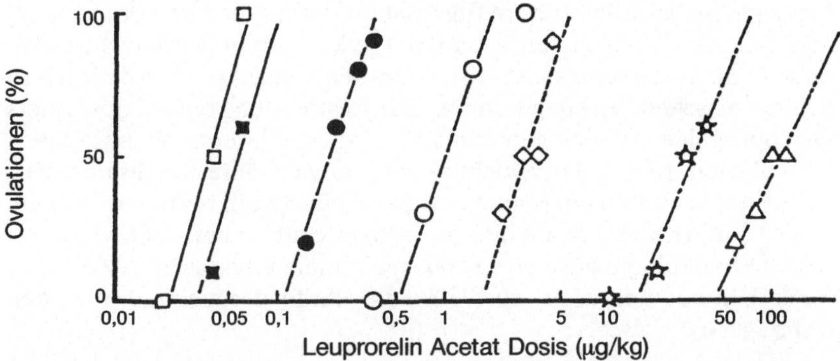

Abb. 2. Ovulationsinduzierende Aktivität von Leuprorelinacetat in verschiedenen Applikationsformen bei Ratten (□ i.v., ▪ s.c., ● vaginal mit Zitronensäure, ○ vaginal, ◇ rektal, ☆ nasal, △ oral)

Abb. 3. Struktur und biologische Abbauprodukte des Copolymers (DL-Milchsäure/Glykolsäure)

Die systemische Toxizität des z.B. für Dexon-Nahtmaterial eingesetzten Polymers wurde von Pasimeni (1976a, b) an verschiedenen Spezies untersucht, wobei die Unbedenklichkeit des implantierten Materials bestätigt wurde. Zur lokalen Verträglichkeit des Copolymers liegen ebenso eine Reihe von Arbeiten vor (Vischer et al. 1985; Kulkarni et al. 1966; Wise et al. 1976; Conn et al. 1974; Aird u. Matory 1974; Cutright et al. 1971), aus denen hervorgeht, daß die Gewebereizung durch das Copolymer gering ist und das Material innerhalb von ca. 60 Tagen vollständig resorbiert wird. Somit stellt dieses Copolymer vom Standpunkt der Sicherheit aus ein ideales Material zur Regulierung der

Freisetzung dar. Eine weitere Eigenschaft der für die Retardmikrokapseln von Enantone verwendeten Poly(glykolsäure/milchsäure) ist, daß diese *ohne Katalysator* synthetisiert werden kann, so daß es dadurch zu keiner toxischen Wirkung kommt. Zur Bestimmung eines Copolymers mit optimalen Depoteigenschaften wurden Materialien mit unterschiedlichen Molekulargewichten und Glykolsäure-Milchsäure-Verhältnissen in Ratten eingesetzt und das Abbauprofil bestimmt. Für ein Depot zur Anwendung einmal pro Monat erfüllte ein Copolymer mit einem Molekulargewicht von 14 000 und einem Glykolsäure-Milchsäure-Verhältnis von 25% zu 75% die Anforderungen am besten (Abb. 4a–c).

Herstellung der Enantone®-Gyn Retardmikrokapseln

Mikrokapseln mit Leuprorelinacetat werden durch ein Trocknungsverfahren aus einem wäßrigen Milieu hergestellt. Zunächst wird eine wäßrige Lösung von Leuprorelinacetat in einer Lösung des Copolymers in Methylenchlorid emulgiert. Diese Wasser-in-Öl-(W/O) Emulsion wird anschließend in einer wäßrigen Lösung von Polyvinylalkohol zur Bildung einer W/O/W-Emulsion dispergiert. Das Methylenchlorid wird danach durch Durchströmen von Luft durch die Emulsion verdampft, was zu einer Einkapselung des Arzneimittels in das Copolymer führt. Die feuchten Mikrokapseln werden durch Zentrifugation gesammelt, gefriergetrocknet und zur Entfernung des restlichen organischen Lösungsmittels vakuumgetrocknet. Hierbei ist in jedem einzelnen Schritt die richtige Wahl der optimalen Verfahrenstemperatur und der optimalen Viskosität jeder Lösung wesentlich, um sphärisch geformte Mikrokapseln zu erhalten und das wasserlösliche Arzneimittel gut einzuschließen.

Entscheidend für die spätere kontinuierliche Freisetzung des Wirkstoffs aus dem Copolymer ist die Größe der Partikel, die im Mittel 10–20 µm beträgt, sowie deren Verteilungsspektrum und der relative Wirkstoffgehalt.

Der Anteil von Wirkstoff in den Retardmikrokapseln beträgt etwa 10%. Exakt ausgedrückt kommen in den Retardmikrokapseln auf 33,1 mg des Copolymers 3,75 mg des Wirkstoffs Leuprorelinacetat. Die so gewonnenen Retardmikrokapseln werden zur Applikation in einem speziellen Suspensionsmittel suspendiert und injiziert.

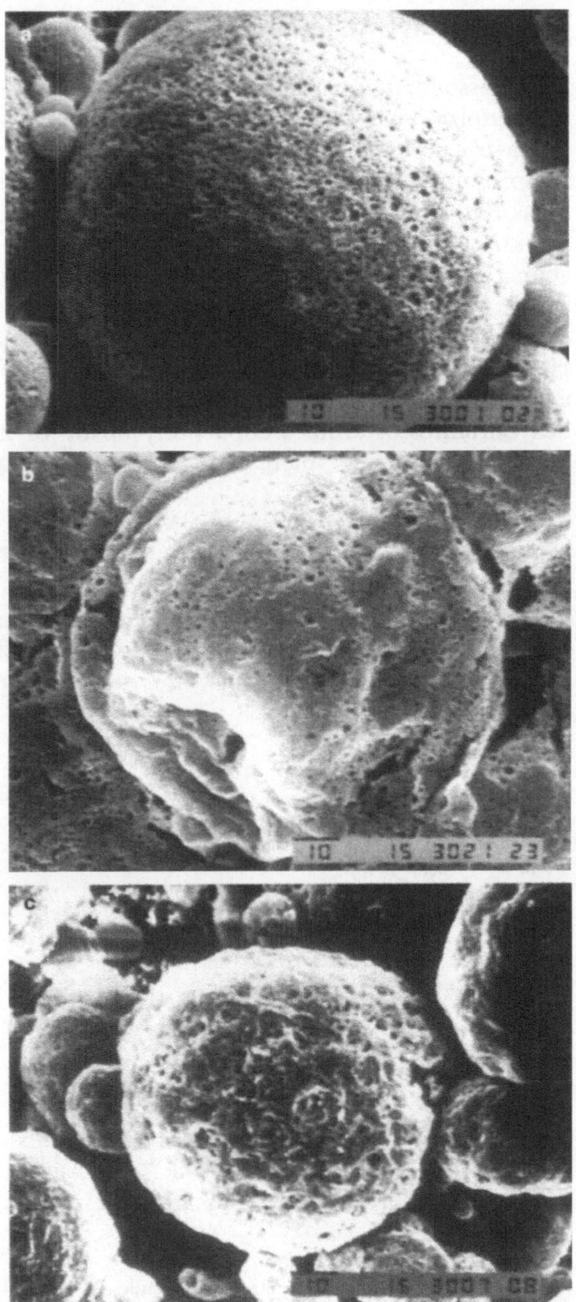

Abb. 4a–c. Darstellung der „microspheres" im Rasterelektronenmikroskop

Tierexperimentelle Untersuchungen

In umfassenden Versuchen wurde dann die Freisetzungscharakteristik für Leuprorelinacetat aus den Retardmikrokapseln untersucht.

Dazu wurden Ratten Mikrokapseln mit einer Dosierung von 3 mg Leuprorelinacetat/kg KG nach Suspendierung subkutan oder intramuskulär injiziert. Das in den Mikrokapseln an der exzidierten Injektionsstelle verbleibende Leuprorelinacetat wurde in wöchentlichen Zeitabschnitten gemessen. In dieser Zeit wurde das Leuprorelinacetat nach einer Kinetik nullter Ordnung freigesetzt (Abb. 5).

Bei der s.c.-Verabreichung von 1,5 mg Leuprorelinacetat/kg KG bei Hunden in Abständen von 4 Wochen, 12 Wochen lang, wurde erwartungsgemäß nach der ersten Injektion ein kurzfristiger Anstieg des Serumtestosterons beobachtet, bevor es zu einer dauerhaften Senkung kam, die auch bei den späteren Injektionen bestehen blieb.

In Untersuchungen zur lokalen Verträglichkeit an Kaninchen kam es weder nach intramuskulärer noch subkutaner Injektion des Depots zu einer lokalen Reizung.

Nach Verabreichung von 0,9 mg Leuprorelinacetat als Depot an weibliche Ratten, entsprechend 100 µg/kg KG/Tag, wurden über mehr als einen Monat Serumspiegel von Leuprorelinacetat gemessen. Nach

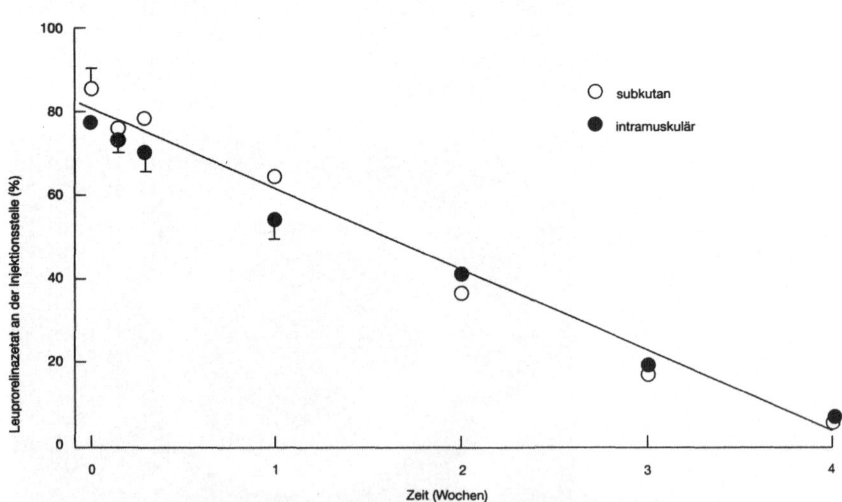

Abb. 5. An der Injektionsstelle verbleibendes Leuprorelinacetat bei Ratten nach subkutaner (O) und intramuskulärer (●) Injektion der „microspheres" (Dosis 1,35 mg, entspr. 3 mg/kg KG; Mittel ± SE, n = 5)

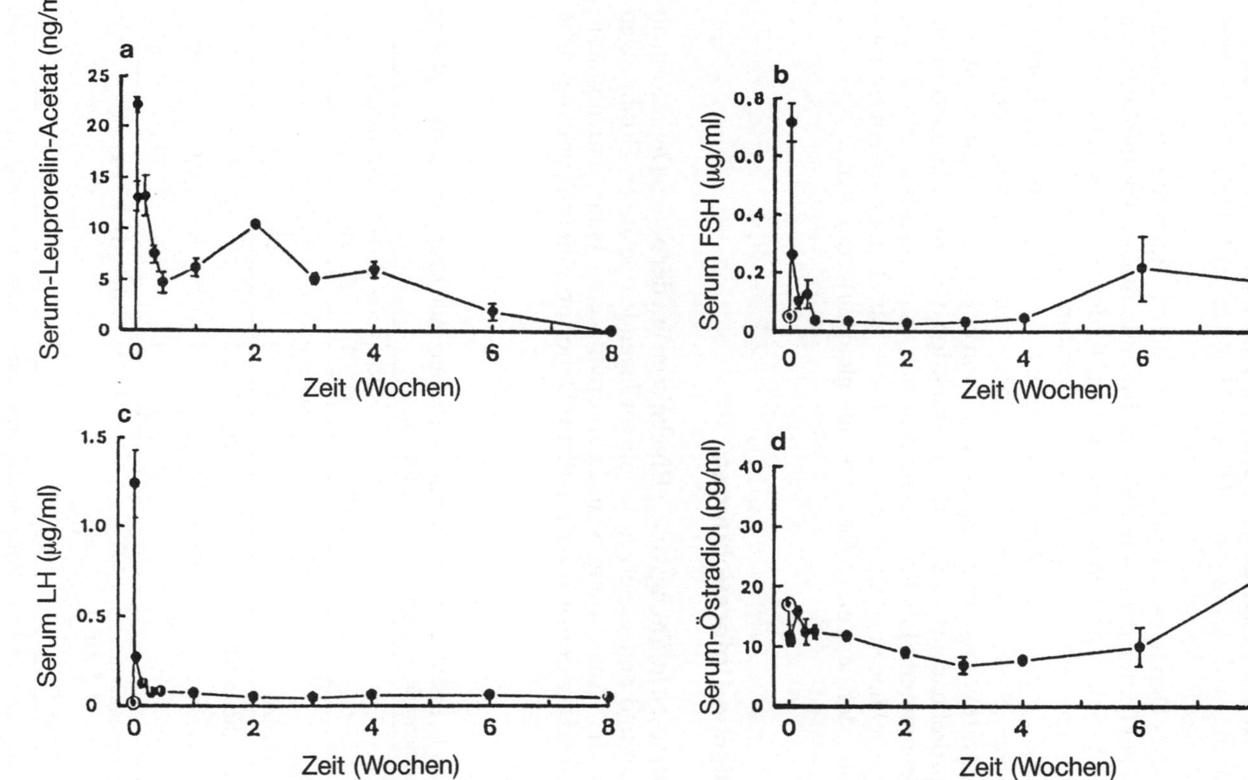

Abb. 6a–d. Serumkonzentrationen von *a* Leuprorelinacetat, *b* LH, *c* FSH und *d* Östradiol bei Ratten nach subkutaner Injektion der „microspheres" (Dosis 100 µg/kg/Tag, Mittel ± SE, n = 5)

einem kurzen Anstieg der Gonadotropine kam es zu einer starken, anhaltenden Senkung von FSH und LH und in der Folge auch zu einem Abfall des E_2-Spiegels (Abb. 6a–d).

Dieses Depotpräparat wurde dann an einem Tiermodell untersucht, wozu bei Ratten experimentell eine Endometriose durch Implantation eines $5 \cdot 5$ mm großen Segments von Endometriumgewebe in das Peritoneum erzeugt wurde. Das Wachstum des Implantats wurde mittels Laparotomie 3 Wochen später untersucht. Die meisten Implantate entwickelten sich zu Schokoladenzysten. Dann wurde entweder eine Ovarektomie, eine tägliche Injektion bzw. nasale Applikation von Leuprorelinacetat bzw. eine s.c.-Injektion von Retardmikrokapseln vorgenommen. Tabelle 1 zeigt, daß mit einer Injektion von 0,8 mg Leuprorelinacetat-Depot bei der Ratte ein Effekt erzielt werden konnte, der dem einer Ovarektomie gleichzusetzen war.

Klinische Untersuchungen

Nach diesen hoffnungsvollen Ergebnissen mit der neuen Depotform an Tieren und den seinerzeit schon vorliegenden positiven Erfahrungen nach der Anwendung von Leuprorelinacetat beim Patienten mit Prostatakarzinom wurden mit dieser Depotformulierung umfangreiche

Tabelle 1. Effekt einer 3wöchigen Behandlung mit Leuprorelinacetat auf eine experimentelle Endometriose bei Ratten

Therapie	Dosierung (µg/kg/Tag)	n	Response grad[a]				Regression (%)[b]	
			I	II	III	IV		
Keine		5	0	0	1	4	0	
Ovarektomie		5	3	2	0	0	100	**[c]
Leuprorelinacetat:	100	13	7	5	0	1	92.3	**
Microspheren	10	5	1	1	2	1	40	*
	1	5	0	1	0	4	20	n.s.
Leuprorelinacetat: Täglich s.c.-Injektion	100	4	0	4	0	0	100	**
Täglich nasal[d]	100	4	1	1	2	0	50	*

[a] I = Implantat nicht nachweisbar; II = Implantat vorhanden, jedoch nicht nässend; III = Implantat teilweise nässend; IV: Größe etwa wie vor Therapie. [b] Anzahl Ratten mit Regression (I und II)/Anzahl der behandelten Ratten × 100, [c] Mann-Whitney-U-test, * p < 0,05, ** p < 0,01. [d] mit 5% α-Cyclodextrin

klinische Studien bei Endometriose sowie bei Uterus myomatosus in den USA, in Europa und Japan durchgeführt.

Die Freisetzungseigenschaften für Leuprorelinacetat konnten hierbei an Patienten bestätigt werden. Bereits 1 h nach Applikation von Enantone® Monatsdepot wird der Serumspitzenspiegel von 13 ng Leuprorelinacetat/ml erreicht. Danach erfolgt die kontinuierliche Freisetzung des Wirkstoffs mit über 35 Tage meßbarem Wirkspiegel.

Die Bioverfügbarkeit, berechnet durch Vergleich mit der AUC (Fläche unter der Kurve) einer i.v.-Gabe von 1 mg Leuprorelinacetat, beträgt nach einem Monat bei den untersuchten Patienten mit Prostatakarzinom für Enantone®-Monatsdepot 98%.

Vorteile durch die galenische Form bei der GnRH-Analoga-Therapie mit Enantone®-Gyn Monats-Depot

Die Retardmikrokapseln werden durch einfaches Aufschütteln in einem speziellen Suspensionsmittel suspendiert. Diese Suspension von 44,1 mg Retardmikrokapseln mit 3,75 mg Leuprorelinacetat einmal pro Monat injiziert, gewährleistet nach einem anfänglichen, einmaligen, kurzfristigen Anstieg des Serumöstrogenspiegels eine dauerhafte Senkung in den postmenopausalen Bereich.

Die Zubereitung als Depotsuspension mit einer sehr geringen Gesamtmenge an Substanz (44,1 mg) ermöglicht eine nahezu schmerzfreie i.m.-Injektion mit einer sehr dünnen 23-gg.-Nadel (0,6 mm) bei Wahl des Applikationsorts (z.B. Bauchhaut, Oberschenkel, Gesäß).

Es wird kein Lokalanästhetikum als Prämedikation benötigt. Durch die Injektionsart ist auch ein problemloses Aspirieren vor Gabe der Injektion möglich, um eine intravasale Injektion auszuschließen.

Weiterhin stellen auch marcumarisierte Patienten mit einer latenten Blutungsgefahr kein Ausschlußkriterium dar, da die dünne Nadel eine Gewebeläsion sehr gering ausfallen läßt.

Diese neue galenische Form des GnRH-Analogons Leuprorelinacetat, Enantone®-Gyn Monats-Depot, ist mittlerweile als erstes Depotpräparat zur symptomatischen Behandlung der laparoskopisch gesicherten Endometriose bzw. bei Uterus myomatosus als präoperative Maßnahme zur Volumenreduktion einzelner Myome bei vorgesehener Myomenukleation oder Hysterektomie vom Bundesgesundheitsamt zugelassen.

Darüber hinaus ist Leuprorelinacetat-Depot als Enantone® Monatsdepot seit mehreren Jahren international und seit Herbst 1990 auch in Deutschland zur Behandlung des hormonabhängigen fortgeschrittenen Prostatakarzinoms zugelassen. Weitere Erkrankungen, bei denen eine Hormonsuppression durch die Gabe eines GnRH-Analogons angezeigt ist, wie beispielsweise prämenopausales Mammakarzinom oder Pubertas praecox sind Gegenstand klinischer Prüfung bzw. im Ausland schon zugelassen.

Literatur

Aird CC, Matory WF (1974) Experimental evaluation of Dexon suture in the dog. J Natl Med Assoc 66: 424–425

Anik S et al. (1984) Nasal absorption of nafarelin acetate, the decapeptide [D-Nal(2)^6] LHRH, in rhesus monkeys. Int J Pharm Sci 73: 684–685

Arimura A et al. (1979) Reduction of testicular luteinizing hormone human chorionic gonadotropin receptors by [D-Trp^6]-luteinizing hormone releasing hormone in hypophysectomized rats. Biochem Biophys Res Commun 90: (3): 687–693

Conn J Jr. et al. (1974) Vicryl (Polyglactin 910) synthetic absorbable sutures. Am J Surg 128: 142–152

Cutright DE et al. (1971) Histologic comparison of polylactic and polyglycolic acid sutures. Oral Surg 32: 165–173

Eisenberger MA et al. (1986) Gondotropin hormone-releasing hormone analogues: a new therapeutic approach for prostatic carcinoma. J Clin Oncol 4 (3): 414–424

Harris GW (1948) Neural control of the pituitary gland. Physiol Rev 28 (2): 139–179

Kulkarni DE et al. (1966) Polylactic acid for surgical implants. Arch Surg 93: 839–843

Matsuo H et al. (1971) Structure of the porcine LH- and FSH-releasing-hormone. I. The proposed amino acid sequence. Biochem Biophys Res Commun 43 (6): 1334–1339

Mazzei T et al. (1990) Human pharmacokinetic and pharmacodynamic profiles of Leuprorelin acetate depot in prostatic cancer patients. Journal Int Med Res 18 [Suppl 1]: 42–56

Ogawa Y et al. (1989) Controlled release of LHRH agonist, leuprolide acetate from microcapsules: serum drug level profiles and pharmacological effects in animals. J Pharm Pharmacol 41: 439–444

Pasimeni A (1976a) Ricerche sull'attivita' teratogena e cancerogena di un materiale de sutura sintetica: il „dexon green". Studi Urbinati Fac Farm 49: 173–194

Pasimeni A (1976b) Ricerche tossicologiche su un materiale di satura sintetica: il „dexon green". Studi Urbinati Fac Farm 49: 195–221

Schally AV et al. (1985) New approaches to treatment of hormone dependent prostate and mammary tumors with LH-RH analogs. In: Movin RJ, Bing RJ (eds), Frontiers in medicine. Implications for the future. Human Sciences, New York, 165–185

Shimamoto T et al (1987) Pharmaceutical aspects. Nasal and depot formulation of leuprorelide. J Androl 8, (1): 14–16

Vischer GE et al. (1985) Biodegradation of and tissue reaction to 50:50 poly(DL-lactide-co-glycolide) microcapsules. J Biomed Mat Res 19: 349–365

Wise D et al. (1976) Sustained release of an antimaterial drug using a copolymer of glycolic lactic acid. Life Sci 19: 867–874

Endometriosetherapie
mit Enantone®-Gyn Monats-Depot

I. Gerhard, T. von Holst und B. Runnebaum

Durch die rasche Entwicklung der verschiedenen Gonadotropin-Releasinghormon-Analoga (GnRH-Analoga) haben sich für die medikamentöse Behandlung der Endometriose neue Möglichkeiten ergeben. Die Gabe des GnRH-Analogons bewirkt einen reversiblen Hypoöstrogenismus durch die Down-Regulation der hypothalamisch-ovariellen Achse. In zahlreichen Studien konnte der günstige Einfluß von GnRH-Analoga auf die Endometriose dokumentiert werden [1–7]. In der vorliegenden, nicht vergleichenden, multizentrischen Phase-3-Studie wird über die Ergebnisse einer Untersuchung bei 104 Frauen mit Endometriose berichtet, die während einer Dauer von 6 Monaten mit dem GnRH-Analogon Leuprorelinacetat (Enantone®-Gyn Monats-Depot) behandelt wurden. Bei 70 dieser Patientinnen konnte bereits eine Follow-up-Periode von einem halben Jahr überblickt werden. Es war das Ziel dieser Studie, die Wirksamkeit, Sicherheit und Verträglichkeit von Leuprorelinacetat zu überprüfen.

Material und Methode

7 Zentren nahmen an dieser Untersuchung teil (Basel, München, Essen, Solingen, Wiesbaden, Würzburg, Heidelberg). Es wurden nur solche Frauen in die Studie aufgenommen, deren Endometriose innerhalb der letzten drei Monate laparoskopisch gesichert worden war und die in diesem Zeitraum keine anderen Medikamente bekommen hatten. Alle Frauen wiesen regelmäßige Menstruationszyklen auf, was durch wiederholte Bestimmungen von follikelstimulierendem Hormon (FSH) luteinisierendem Hormon (LH), Östradiol-17β (E) und Progesteron (P) nachgewiesen wurde. Sie litten unter mindestens einem der folgenden Symptome: Unterleibsschmerzen, Dysmenorrhoe, Dyspareunie. Das durchschnittliche Alter der Frauen betrug 30 ± 6 Jahre, die durchschnittliche Körpergröße betrug 167 ± 6 cm und das durchschnittliche Körpergewicht 61 ± 8 kg. 66 Frauen hatten Infertilitäts-

probleme und waren mit verschiedenen Hormonen vorbehandelt
worden (Gonadotropine, Antiöstrogene, Dopaminagonisten).

Der Schweregrad der Endometriose wurde während der Laparoskopie nach dem von der American Fertility Society (AFS) vorgegebenen
Score klassifiziert [8].

Bei einigen Patientinnen wurde bereits während des operativen
Eingriffs mit Elektrokoagulation oder Laservaporisation ein Teil der
Endometrioseherde entfernt, so daß sich die prä- und postoperativen
Scores unterschieden. Die Dauer der Endometriose betrug 2 ± 3 Jahre
(range 0–15 Jahre). Bei 27 Patientinnen war die Endometriose schon
mehr als 3 Jahre lang bekannt. 24 Frauen waren wegen der Endometriose bereits behandelt worden (24 Fälle Danazol, 21 Fälle Gestagene,
3 Fälle Buserelin).

Während der ersten drei Tage einer spontanen Menstruation
erhielten die Patientinnen ihre erste s.c.-Injektion von 3,75 mg Leuprorelinacetat als Depot. Die Behandlung erstreckte sich über 6 Monate
mit monatlichen weiteren Leuprorelinacetat-Injektionen. Bei den
4wöchigen Kontrollterminen wurden gynäkologische Untersuchungen
durchgeführt und eine genaue Anamnese zu den Wirkungen und
Nebenwirkungen der Therapie erhoben. Zusätzlich wurden Blutpro-
ben entnommen, zur Bestimmung von FSH, LH, E, P und Leuprorelinacetat. Die routinemäßig durchgeführten Laboruntersuchungen
schlossen außerdem Urinbestimmungen, ein komplettes Blutbild und
die komplette Blutchemie (GOT, GPT, Alkalische Phosphatase, γ-GT,
Gesamtproteine, Albumin, Kreatinin, Elektrolyte, Kalzium, Glukose,
Triglyceride, Gesamtcholesterin, HDL- und LDL-Cholesterin) ein. Bei
12 Patientinnen konnte die Kalziumausscheidung in 24-h-Harn gemessen werden.

12 Monate nach der ersten Injektion wurde die Follow-up-Periode
bei 70 Frauen mit einer Kontrollaparoskopie abgeschlossen. Sämtliche
Schwangerschaften und die Intervalle zwischen Beendigung der Leuprorelinacetat-Therapie bis zur Konzeption wurden registriert.

Die Serumhormon- und Leuprorelinacetat-Konzentrationen wurden mit spezifischen Radioimmunoassays bestimmt. Ergebnisse, die
sich auf die Sensitivität, Spezifität, Intra- und Interassaygenauigkeiten
beziehen, wurden kürzlich publiziert [9–11]. Die Daten wurden vom
Institut für numerische Statistik (IFNS) analysiert. Unterschiede in den
AFS-Scores wurden mit dem „Wilcoxon matched pairs test" berechnet.
Dieser Test wurde auch für die Labordaten angewandt. Die unverbun-
denen Variablen wurden mit dem Wilcoxon-Mann-Whitney-Test analysiert. Zusätzlich wurde der χ^2-Test angewandt.

Ergebnisse

Ungefähr die Hälfte der Patientinnen (52%) litt an einer minimalen oder leichten Endometriose (Tabelle 1). Nach der diagnostischen Laparoskopie mußten 63% der Frauen zu dieser Gruppe gerechnet werden. Während der Kontrollaparoskopie nach 6 Monaten waren bei 26% der Frauen keine Endometrioseherde mehr sichtbar und bei 47% nur noch minimale Reste (Tabelle 2). Der Median des postoperativen Scores fiel von 8 auf 2 in der Kontrollaparoskopie ab (Tabelle 3). Vergleicht man die Scoreergebnisse bei diagnostischer mit denen der Kontrollaparoskopie, so hatte sich bei 89% der Patientinnen die

Tabelle 1. Stadium der Endometriose (American Fertility Society, AFS Score) bei 104 Frauen vor der Enantone-Gyn-Behandlung[1]

| Stadium | | Vor Behandlung | | | |
| | | Präoperativ | | Postoperativ | |
Stadium	Klassifizierung	n	%	n	%
0	0	1	1	8	7,7
I Minimal	1–5	32	30,8	34	32,7
II Leicht	6–15	22	21,5	23	22,1
III Mäßig	16–40	34	32,7	29	27,9
IV Schwer	> 40	13	12,5	8	7,7
Keine Angabe		2	1,9	2	1,9

[1] Leuprorelinacetat

Tabelle 2. Stadium der Endometriose bei 70 Frauen vor und nach der Enantone-Gyn-Behandlung, geklärt durch Laparoskopie

| Stadium | | Vor Behandlung (postoperativ) | | 24 Wochen nach Enantone-Gyn | |
Stadium	Klassifizierung	n	%	n	%
0	0	2	2,9	18	25,7
I	1–5	22	31,4	33	47,1
II	6–15	18	25,7	8	11,4
III	16–40	22	31,4	7	10,1
IV	> 40	6	8,6	4	5,7

Tabelle 3. AFS-Klassifikation (Punktescore) der Endometriose bei 70 Frauen nach Kontrollaparoskopie

Zeitpunkt	Mittel	SD	Median	Bereich
Vor Behandlung	22	25	12	1–122
Postoperativ	17	19	8	0–74
24 Wochen	7	13	2	0–60

Endometriose gebessert, bei 9% hatte sie sich verschlechtert und bei 3% war sie unverändert geblieben (Tabelle 4). Zog man lediglich das Endometriosestadium als Bewertungskriterium heran, so hatte sich das Stadium bei 66% der Frauen verbessert, bei 6% verschlechtert, während es bei 29% unverändert geblieben war.

Die Angaben zur Dysmenorrhoe, über die 90 Patientinnen geklagt hatten, gingen nach Beginn der Therapie rapide zurück (Tabelle 5). Auch bei der Dyspareunie und den Unterbauchschmerzen fand sich eine statistisch signifikante Reduktion von 43% (84%) auf 11% (12%).

Alle Frauen klagten über unangenehme Nebenwirkungen (Tabelle 6). Die Mehrzahl von ihnen litt unter Hitzewallungen (86%), zusätzlich wurde häufig über Schlafstörungen, allgemeines Schwitzen, Kopfschmerzen und Übelkeit geklagt. 55% der Frauen gaben weitere nicht so häufige Nebenwirkungen an, wie z. B. Kohabitationsbeschwerden durch Trockenheit der Scheide, Müdigkeit, trockene Haut usw. Wegen nicht tolerierbarer Nebenwirkungen mußten 4 Patientinnen die Therapie abbrechen. Eine weitere Patientin schied aus der Studie aus, da nach der ersten Injektion eine Schwangerschaft eingetreten war. Diese Schwangerschaft wurde aus medizinischer Indikation abgebrochen.

Tabelle 4. Wirksamkeit von Enantone-Gyn in Bezug auf das Endometriosestadium und den AFS-Score bei der Kontrollaparoskopie (n = 70)

Klinische Ergebnisse	Stadium I–IV		Punktzahl 1 > 40	
	n	%	n	%
Verschlechtert	4	5,7	6	8,6
Unverändert	20	28,5	2	2,9
Verbessert	46	65,7	62	88,6
1–5 Punkte			28	40,0
6–10 Punkte			17	23,3
11–20 Punkte			7	10,0
> 20			10	14,3

Tabelle 5. Endometriosesymptomatik vor und während der Behandlung

Beschwerden	Vor Behandlung		Während der Behandlung	
			Keine Beschwerden	Verbesserung
	n	%	%	%
Dysmenorrhoe	94	90	93	2
Dyspareunie	45	43	62	11
Beckenschmerzen	87	84	70	12

Tabelle 6. Unerwünschte Begleiterscheinungen (UBE) während der Enantone-Gyn-Behandlung (n = 104)

Unerwünschte Begleiterscheinungen	n	%	
Hitzewallungen	89	85,6	
Schlafstörungen	64	61,5	alle Patientinnen
Schwitzen	63	60,6	mit mindestens
Kopfschmerzen	43	41,3	einer dieser UBE
Übelkeit	33	31,7	
Depressionen	21	20,2	
Trockene Vagina	14	13,5	57 Frauen (54,8%)
Müdigkeit	6	5,8	mehrere
Bauchschmerzen	5	7,8	zusätzliche
Trockene Haut, Obstipation u.a. in < 2 Patientinnen			Beschwerden

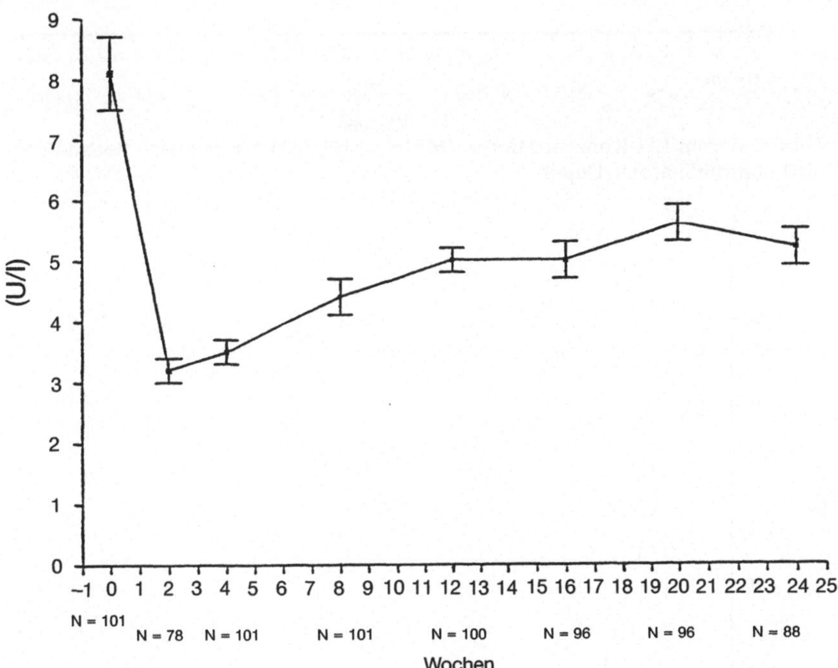

Abb. 1. Serum-FSH-Konzentrationen (Mittelwert ± SD) vor und nach Behandlung mit Leuprorelinacetat-Depot

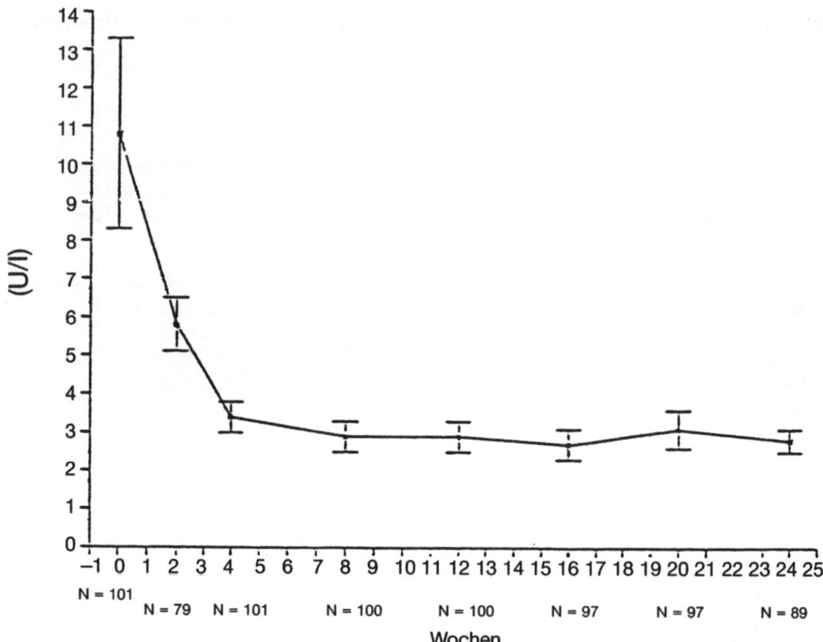

Abb. 2. Serum-LH-Konzentrationen (Mittelwert ± SD) vor und nach Behandlung mit Leuprorelinacetat-Depot

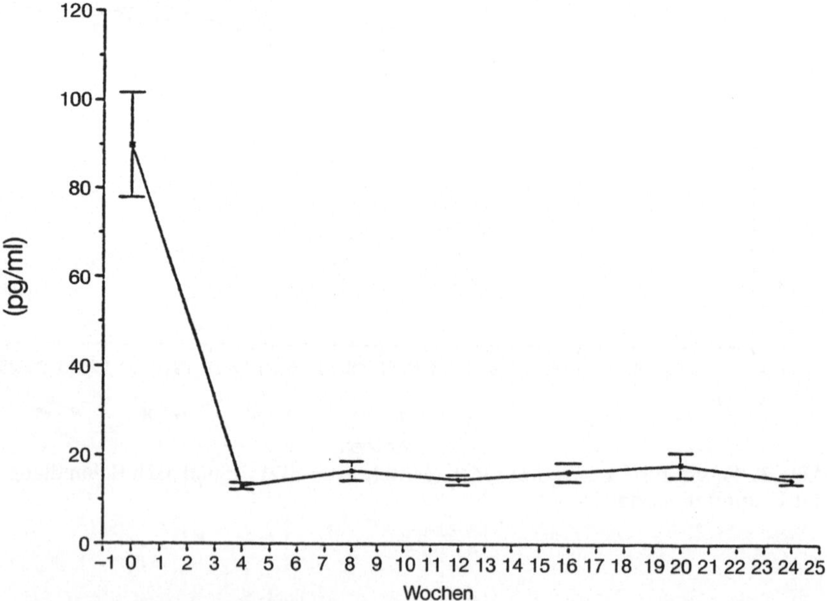

Abb. 3. Serumöstradiolkonzentrationen (Mittelwert ± SD) vor und nach Behandlung mit Leuprorelinacetat-Depot

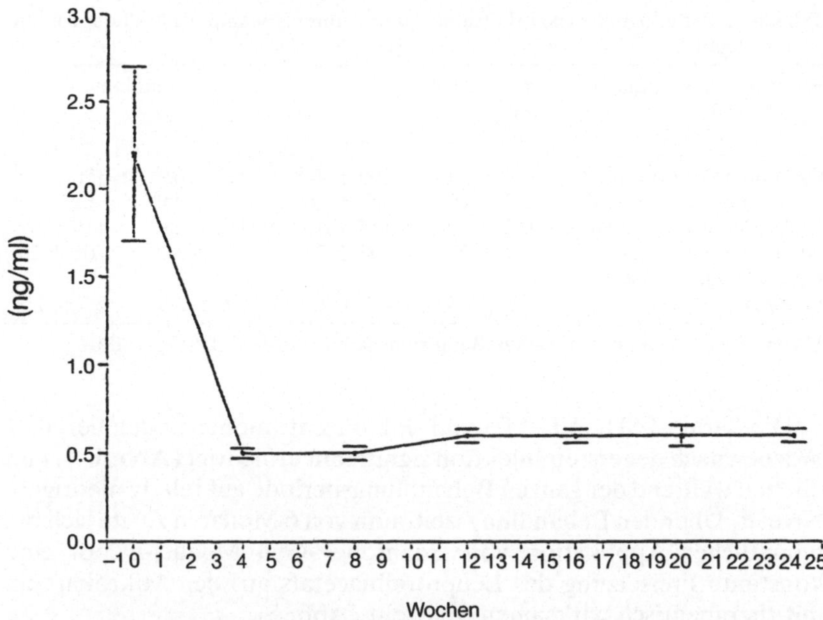

Abb. 4. Serumprogesteronkonzentrationen (Mittelwert ± SD) vor und nach Behandlung mit Leuprorelinacetat-Depot

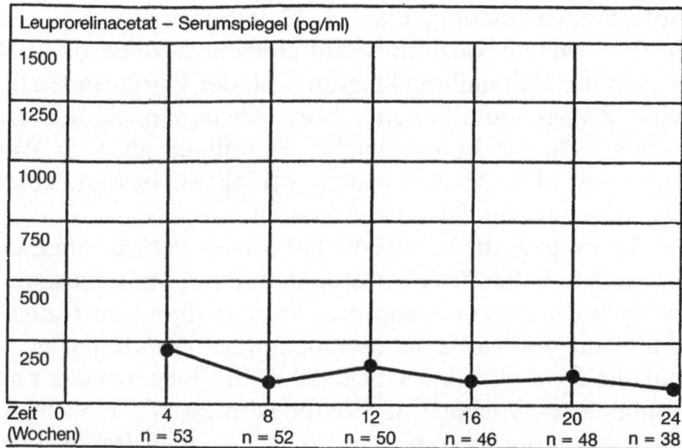

Abb. 5. Serumleuprorelinkonzentrationen (Mittelwert UW ± SD) vor und nach Behandlung mit Leuprorelinacetat-Depot

Tabelle 7. Pathologische Laborbefunde vor und unter Behandlung mit Leuprorelinacetat-Depot

Biochemische Parameter	Vor Behandlung	Während Behandlung		
		4	12	24
Gesamtcholesterin mg/dl	184 ± 39	200 ± 44[b]	193 ± 35[a]	198 ± 39[b]
HDL-Cholesterin mg/dl	57 ± 15	63 ± 16[b]	63 ± 15[b]	62 ± 15[a]
LDL-Cholesterin mg/dl	112 ± 33	117 ± 36	112 ± 28	119 ± 39
Alkalische Phosphatase U/l	87 ± 22	93 ± 22[b]	95 ± 20[a]	105 ± 26[a]
Urinkalziumausscheidung nmol/24 h	2,7 ± 1,9	4,5 ± 2,9	5,6 ± 3,9	5,2 ± 2,7

Unterschied vor und nach Behandlung signifikant: [a] $p < 0,05$; [b] $p < 0,01$

Die Serum-FSH, -LH, -E_2 und -P-Konzentrationen waren bereits 4 Wochen nach der ersten Injektion signifikant erniedrigt (Abb. 1–4) und blieben während der ganzen Behandlungsperiode auf relativ niedrigem Niveau. Über den Behandlungszeitraum von 6 Monaten zeigte sich bei monatlicher Applikation von Enantone®-Gyn Monats-Depot eine konstante Freisetzung des Leuprorelinacetats aus den Mikrokapseln mit therapeutisch wirksamen Spiegeln (Abb. 5).

Während der 6monatigen Behandlung traten bei den hämatologischen und biochemischen Parametern keine signifikanten Veränderungen auf. Lediglich Gesamtcholesterin, HDL-Cholesterin und die Alkalische Phosphatase stiegen signifikant an (Tabelle 7). Die Kalziumurinausscheidung, die bei 12 Patientinnen gemessen wurde, war trotz normaler Kalzium-Serumkonzentrationen deutlich erhöht.

Vor der Behandlung klagten 23% der Patientinnen über unregelmäßige Zwischenblutungen. Zwei Wochen nach der ersten Injektion gaben 39% der Frauen leichte Blutungen an. Vier Wochen nach der Injektion 34%. Nach der dritten Injektion bestand eine persistierende Amenorrhoe bei 94% aller Frauen.

Die Frauen, die bereits die Follow-up-Periode abgeschlossen hatten, berichteten über das Eintreten der ersten Menstruation 3 ± 0,5 Monate nach der letzten Leuprorelinacetat-Injektion (range 2–5 Monate). Aufgrund von Hormonuntersuchungen konnte nachgewiesen werden, daß die Ovarialfunktion nach 19 ± 14 Wochen wieder normalisiert war (range 5–65 Wochen). 12 Frauen wurden 171 ± 67 Tage (range 78–251 Tage) nach der letzten Injektion schwanger. Bei drei von ihnen waren jedoch zusätzlich Gonadotropinstimulationen erfolgt, und eine Schwangerschaft trat nach In-vitro-Fertilisierung ein. Eine Schwangerschaft endete mit einem Abort, bei einer Schwangerschaft handelte es sich um eine Extrauteringravidität, zwei Frauen wurden von gesunden Kindern entbunden, 8 Schwangerschaften sind noch nicht beendet.

Diskussion

Die Ergebnisse unserer Studie beweisen eine gute Wirksamkeit von Leuprorelinacetat bei Frauen mit Endometriose. Neben der Verbesserung von Dysmenorrhoe und Unterleibsschmerzen konnte das Stadium der Endometriose signifikant verbessert werden, was durch die Kontrollaparoskopie bewiesen wurde. Diese Ergebnisse stimmen im wesentlichen mit anderen Studien überein, die entweder dasselbe GnRH-Analogon [12] oder verschiedene andere GnRH-Analoga [7, 13–15] anwendeten. Die Suppression von FSH, LH, E und P erfolgte rasch und ohne ausgeprägte intraindividuelle Schwankungen während der Behandlungsphase. Dadurch konnte eine sichere Amenorrhoe bei 94% aller Frauen nach der dritten Injektion erreicht werden. Bei den Laborparametern konnten keine signifikanten Veränderungen beobachtet werden. Lediglich das Gesamtcholesterin stieg signifikant an. Allerdings wurde bei keiner Patientin eine kritische HDL/LDL-Ratio von 0,27 oder darunter erreicht. Dieser Effekt wurde bereits in früheren Studien mit GnRH-Analoga [12] beschrieben und läßt sich durch die Veränderungen des Lipidstoffwechsel bei Östrogenmangel erklären, wie man ihn auch bei Frauen in der Postmenopause findet.

Der signifikante Anstieg der Alkalischen Phosphatase kann wahrscheinlich mit dem geänderten Knochenmetabolismus in Zusammenhang gebracht werden. In einer Teilstudie von Patientinnen konnte gezeigt werden, daß unter GnRH-Analoga ein reversibler Verlust von trabekulärer Knochensubstanz eintritt, wenn man mit quantitativer Computertomographie überprüft [12, 16, 17]. Auch bei 12 Frauen unserer Studie konnte nach 6 Monaten der Leuprorelinacetat-Therapie eine reversible Verminderung des Knochenmineralgehalts im Bereich der Wirbelsäule und des Oberschenkels nachgewiesen werden.

Alle Frauen klagten über Nebenwirkungen, die durch den Östrogenmangel verursacht waren. Jedoch mußten nur 4 von ihnen die Studie wegen Unverträglichkeit abbrechen. In weiteren Studien sollte überprüft werden, wie man die vaskulären Symptome bei diesen Patientinnen vermindern kann, ohne die günstigen Effekte von Leuprorelinacetat auf die Endometriose einzuschränken.

Etwa 20% der Frauen mit Infertilität wurden nach Leuprorelinacetat-Behandlung schwanger. Allerdings war bei 4 dieser Frauen eine zusätzliche hormonelle Stimulation erforderlich. Bis heute sind den Autoren keine Studien bekannt, die einen sicheren günstigen Einfluß der GnRH-Analogabehandlung auf die Fertilität beweisen.

Zusammenfassend konnte mit unserer Studie gezeigt werden, daß die monatliche Applikation von Leuprorelinacetat, einem Depot-

GnRH-Analogon, wirksam war, um bei Patientinnen mit Endometriose einen hypoöstrogenen Status zu induzieren, die Menstruation zu unterdrücken und die endometriotischen Herde zu verringern. Weitere Forschung ist erforderlich, um die unerwünschten Nebenwirkungen auf das Gefäßsystem, den Knochen- und Lipidstoffwechsel zu verringern.

Literatur

1. Shaw RW, Fraser HM, Boyle H (1983) Intranasal treatment with luteinising hormone releasing hormone agonist in women with endometriosis. Br Med J 287: 1667
2. Lemay A, Maheux R, Faure N, Jean C, Fazekas ATA (1984) Reversible hypogonadism induced by a luteinizing hormone-releasing hormone (LH-RH) agonist (buserelin) as a new therapeutic approach for endometriosis. Fertil Steril 41: 863–871
3. Schriock E, Monroe SE, Heinzl M, Jaffe RB (1985) Treatment of endometriosis with a potent agonist of gonadotropin-releasing hormone (nafarelin). Fertil Steril 44: 583–588
4. Franssen AMHW, Rolland R, Chadha DR, Willemsen WNP, Vemer HM (1986) Treatment with a luteinising hormone-releasing hormone analogue (buserelin) in danazol-resistant endometriosis patients. Eur J Obstet Gynecol Reprod Biol 23: 379
5. Franssen AMHW, Kauer FM, Chadha DR, Zijlstra JA, Rolland R (1989) Endometriosis: treatment with gonadotropin-releasing hormone agonist Buserelin. Fertil Steril 51: 401–408
6. Steingold KA, Cedars M, Lu JKH, Randle D, Judd HL, Meldrum DR (1987) Treatment of endometriosis with a long acting gonadotropin-releasing hormone agonist. Obstet Gynecol 69: 403
7. Henzl MR, Corson SL, Mohissi K, Buttram VC, Berqvist C, Jacobson J (1988) Administration of nasal nafarelin as compared with oral danazol for endometriosis. N Engl J Med 318: 485
8. The American Fertility Society (1985) Revised American Fertility Society classification of endometriosis: 1985. Fertil Steril 43: 351–352
9. Gerhard I, Bechtold E, Eggert-Kruse W, Heberling D, Runnebaum B (1990) Value of endometrial biopsies and serum hormone determinations in women with infertility. Hum Reprod 5: 906–914
10. Gerhard I, Becker T, Eggert-Kruse W, Klinga K, Runnebaum B (1991) Thyroid and ovarian function in infertile women. Hum Reprod 6: 338–345
11. Yamazaki I, Okada H (1980) A radioimmunoassay for a highly active luteinizing hormone-releasing hormone analogue and relation between the serum level of the analogue and that of gonadotropin. Endocrinol Jp 27: 593–605
12. Dlugi AM, Miller JD, Knittle J (1990) Lupron* depot (leuprolide acetate for depot suspension) in the treatment of endometriosis: a randomized, placebo-controlled, double-blind study. Fertil Steril 54: 419–427
13. Dlugi AM, Rufo S, D'Amigo JF, Seibel MM (1988) A comparison of the effects of Buserelin versus danazol on plasma lipoproteins during treatment of pelvic endometriosis. Fertil Steril 49: 913–916

14. Dmowski WP, Radwanska E, Binor Z, Tumman I, Pepping P (1989) Ovarian suppression induced with Buserelin or Danazol in the management of endometriosis. A randomized comparative study. Fertil Steril 51: 395–400
15. Kiesel L, Thomas K, Tempone A, Trabant H, Widra W, Runnebaum B (1989) Efficacy and safety of Buserelin treatment in women with endometriosis – a multicentre open-label study. Gynecol Endocrinol 3 [Suppl 2]: 5–19
16. Johansen JS, Riis BJ, Hassager C, Moen M, Jacobson J. Christiansen C (1988) The effect of a gonadotropin-releasing hormone agonist analog (nafarelin) on bone metabolism. J Clin Endocrinol Metab 67: 701–706
17. Matta WH, Shaw RW, Hesp R, Evans R (1988) Reversible trabecular bone-density loss following induced hypoestrogenism with the GnRH analogue Buserelin in premenopausal women. Clin Endocrinol 29: 45–52

Die GnRH-Analoga-Therapie (Enantone®-Gyn Monats-Depot und ihr Einfluß auf den Lipidstoffwechsel

G. Hoffmann, R. Behrens und K. Pollow

Die tägliche Anwendung von GnRH-Agonisten oder die monatliche Applikation in Form eines „Slow-release"-Depotpräparats führt zu einer reversiblen Unterdrückung der Ovarialfunktion. Der Östrogenentzug ist hierbei das Hauptziel für die Behandlung zahlreicher hormonabhängiger Krankheitsbilder [10, 11]. Durch den Hypoöstrogenismus muß jedoch mit Nebenwirkungen gerechnet werden. Bei Langzeitanwendung gilt den metabolischen Veränderungen besondere Aufmerksamkeit.

Aus zahlreichen Studien ist bekannt, daß die endogenen Östrogene die Frau vor den Wechseljahren vor der Entstehung atherosklerotischer Gefäßveränderungen schützen. Postmenopausal oder nach beidseitiger Ovarektomie steigen durch den Fortfall der Östrogene das Gesamtcholesterin und die Gesamttriglyzeride im Serum um ca. 15–20% an, das LDL-Cholesterin verdoppelt sich, während der HDL-Cholesterin-Spiegel um etwa 20% abfällt [13, 16].

Hierdurch steigt der LDL/HDL-Quotient (atherogener Index) unerwünscht an. Eine Vielzahl von Untersuchungsergebnissen deutet darauf hin, daß hohe HDL-Spiegel eine Schutzfunktion in Bezug auf die Entwicklung der Arteriosklerose ausüben und so einen gewissen Schutz vor koronaren Erkrankungen bieten. HDL transportiert das Cholesterin aus der Peripherie (z.B. von der Gefäßwand – sog. Straßenfegerfunktion) in die Leber und führt es dem Abbau zu. Dagegen bedeutet ein hoher LDL-Spiegel ein vermehrtes Risiko für Herzerkrankungen, denn die Häufigkeit des Myokardinfarkts und anderer Koronarerkrankungen nimmt mit steigenden LDL-Cholesterinspiegeln zu. LDL transportiert das Cholesterin von der Leber in die Peripherie und fördert somit die Arteriosklerose.

Aufgrund dieser Kenntnisse schien es uns von Bedeutung, Veränderungen im Fettstoffwechsel unter der Behandlung mit GnRH-Agonisten abzuklären. Die vorliegende Untersuchung zeigt den Einfluß des GnRH-Agonisten Leuprorelinacetat-Depot auf die Hormonspiegel und den Lipidstoffwechsel während einer 6monatigen Behandlung.

Material und Methode

Die Untersuchung ist Teil einer offenen Multicenter-Studie zur Behandlung der Endometriose und des Uterus myomatosus. Insgesamt wurden 218 Patientinnen in die Studie aufgenommen, von denen 104 wegen Endometriose und 114 wegen Uterus myomatosus behandelt wurden. Alle Patientinnen erhielten über 6 Monate in 4wöchigen Abständen jeweils 3,75 mg Leuprorelinacetat-Depot s.c.

Vor jeder Applikation erfolgte morgens bei der nüchternen Patientin die Blutentnahme zur Bestimmung von Östradiol, Progesteron, LH und FSH sowie der Triglyzeride, des Gesamtcholesterins, von HDL-, LDL- und VLDL-Cholesterin. Die Serumhormone wurden durch spezifische Radioimmunoassays bestimmt, die Messung der Lipide erfolgte mit im Handel erhältlichen enzymatischen Testverfahren.

Ergebnisse

Bereits 4 Wochen nach der ersten Applikation von Leuprorelinacetat-Depot kam es zu einer drastischen Reduktion der Hormonspiegel. Die präoperativen Östradiolwerte fielen von $121,8 \pm 97$ pg/ml auf Werte von $29 \pm 28,3$ pg/ml und zeigten auch im weiteren Verlauf einen weiteren Rückgang bis auf Werte von $19,7 \pm 18,2$ pg/ml zu Therapieende ($p < 0,001$). Die Plasmaprogesteronspiegel nahmen bei den Patientinnen von prätherapeutisch $3,5 \pm 4,3$ ng/ml auf $1,0 \pm 1,1$ ng/ml nach 4 Wochen ab und blieben dann weitgehend unverändert ($p < 0,01$). Die Plasma-FSH-Spiegel fielen in den ersten 4 Wochen von $8,9 \pm 5,2$ mU/ml auf $4,9 \pm 3,0$ mU/ml und lagen auch zum Abschluß der Behandlung bei $4,7 \pm 2,9$ mU/ml ($p < 0,001$). Die Plasma-LH-Spiegel sanken innerhalb der ersten 4 Wochen von $9,9 \pm 19,2$ mU/ml auf $4,4 \pm 4,0$ mU/ml ($p < 0,001$) und lagen nach der letzten Injektion bei $3,0 \pm 3,2$ mU/ml (Abb. 1).

Die Gesamttriglyzeride stiegen von prätherapeutisch 103 ± 51 mg/dl auf 112 ± 64 mg/dl nach 8 Wochen und fielen hiernach wieder auf 107 ± 53 mg/dl am Ende der Therapie (n.s.). Das Gesamtcholesterin stieg von 187 ± 34 mg/dl innerhalb der ersten 4 Wochen auf 202 ± 39 mg/dl und verblieb bis zum Ende der Behandlung in diesem Bereich ($p < 0,001$). In gleicher Weise kam es zu einem Anstieg des HDL-Cholesterins von prätherapeutisch 56 ± 14 mg/dl auf 61 ± 14 mg/dl ($p < 0,001$). Die LDL-Cholesterin-Werte stiegen von 118 ± 28 mg/dl auf 125 ± 28 mg/dl an ($p < 0,001$). Das VLDL-Cholesterin zeigte starke Schwankungen zwischen 79 ± 52 mg/dl und 100 ± 45 mg/dl und lag zum Ende der Behandlung bei 81 ± 53 mg/dl

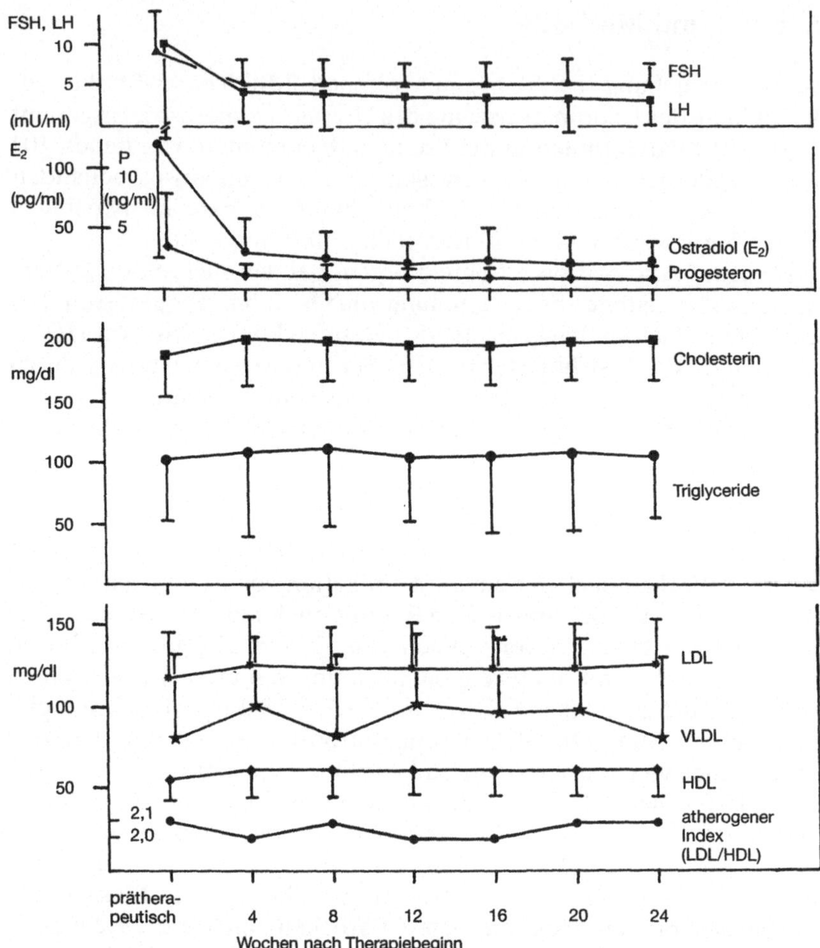

Abb. 1. Serumhormone und Blutfette vor und unter der Behandlung mit Leuprorelinacetat-Depot (Enantone-Gyn)

(n.s.). Der atherogene Index (LDL/HDL) verblieb während der gesamten Beobachtungszeit konstant zwischen 2,0 und 2,1 (Abb. 1).

Legt man die für jedes Zentrum spezifischen Referenzwerte zugrunde, verblieben die Triglyzeride zu 91% im Normbereich, in 4% der Fälle kam es zu einer Normalisierung pathologischer Werte und in 2% zu einem Anstieg auf Werte außerhalb der Norm. Für das Gesamtcholesterin zeigte sich ein Anstieg über den Normbereich in 14%, während es in 3% zu einer Normalisierung erhöhter Werte kam, 74% blieben

Tabelle 1. Kontingenztafel der Lipidveränderungen unter Leuprorelinacetat-Depot (Enantone-Gyn)

Deutsche Studien Endometriose/Uterus myomatosus	n	N → N	A → N	A → A	N → A
Triglyzeride	171	155 (91%)	7 (4%)	5 (3%)	4 (2%)
Cholesterin	171	126 (74%)	5 (3%)	15 (9%)	25 (14%)
VLDL	68	64 (94%)	0	2 (3%)	2 (3%)
LDL	139	130 (93%)	1 (1%)	4 (3%)	4 (3%)
HDL	163	131 (80%)	14 (9%)	14 (9%)	4 (2%)

n = Anzahl der Patientinnen mit vollständigen Daten
N = Werte im Normbereich
A = Werte außerhalb des Normbereichs (d.h. Triglyzeride, Cholesterin, VLDL, LDL erhöht; HDL erniedrigt)
→ = Entwicklung von prätherapeutisch bis nach 24 Wochen Therapie

normal. 80% der LDL-Werte verblieben innerhalb der Norm, während es in 2% zu einem Anstieg außerhalb des Normbereiches kam und in 9% zu einer Normalisierung pathologischer Werte. Für das HDL zeigte sich eine Normalisierung erniedrigter Werte in 1%, während es in 3% zu einem Abfall unter den Normbereich kam. 93% der HDL-Werte blieben unverändert normal (Tabelle 1).

Diskussion

Der medikamentöse Therapieerfolg bei der Endometriose oder bei Uterus myomatosus basiert auf der möglichst kompletten Suppression der ovariellen Steroide. Schon im ersten Monat der Behandlung mit Leuprorelinacetat-Depot kam es zu dem erwünschten Abfall des Serumöstradiols auf postmenopausales Niveau mit Spiegeln unterhalb von 30 pg/ml und Ausbleiben der Lutealfunktion mit Progesteronwerten um 1 ng/ml. Auch die Gonadotropine als Auslöser der Ovarialsuppression zeigten den zu erwartenden Abfall infolge der hypophysären Down-Regulation. Über den Therapieerfolg wird an anderen Stellen dieses Buches ausführlich diskutiert. Unser Interesse galt den Lipidveränderungen, da aus zahlreichen Studien bekannt ist, daß der Fettstoffwechsel dem Einfluß endogener und exogener Sexualsteroide unterliegt.

Während der gesamten Behandlungszeit fanden wir keine Veränderungen der Gesamttriglyzeride. Dies findet man auch für andere GnRH-Agonisten [3–5, 8, 12, 14]. Es kam jedoch bereits im ersten Behandlungsmonat zu einem auffälligen Anstieg des Gesamtcholesterins um 13 mg/dl auf Durchschnittswerte von 200 mg/dl. Im weiteren Verlauf verblieben die Gesamtcholesterinspiegel in diesem oberen Normbereich. Erhöhte Cholesterinwerte wurden auch von Dlugi und Dmowski [8, 9] bei Anwendung des GnRH-Agonisten Burserelin intranasal oder subkutan beschrieben. Demgegenüber fanden Tummon [18] bei intranasaler Therapie mit Leuprorelinacetat sowie Burry [3] und Välimäki [19] bei Nafarelintherapie keinen Anstieg des Gesamtcholesterins. Einen geringen, jedoch statistisch auffälligen Anstieg zeigten unsere Untersuchungen für die Lipoproteine HDL und LDL. Der atherogene Index (LDL/HDL-Quotient) sowie der Index Gesamtcholesterin zu HDL-Cholesterin blieben jedoch während der gesamten Behandlungsdauer gegenüber den prätherapeutischen Werten unverändert. Eine leichte Erhöhung der HDL-Werte wurde ebenfalls bei den anderen Analoga gefunden [4–6]. Vällimäki [19] stellte anhand seiner Untersuchungen fest, daß dies vor allem die HDL_2-Fraktion betrifft. Auch die LDL-Werte steigen unter anderen Analoga geringfügig an [6, 19]. Lediglich Dlugi [8] fand bei nasaler Anwendung von Burserelin einen signifikanten ·Anstieg von LDL um mehr als 20%.

Therapieinduzierte Lipoproteinstörungen können zu Gefäßveränderungen führen. Zusammenhänge zwischen Fettstoffwechselstörungen und Neigung zu Arteriosklerose sowie koronaren Herzerkrankungen sind bekannt [13]. In diesem Punkt liegt einer der wesentlichen Unterschiede zwischen den GnRH-Agonisten und anderen Substanzen zur Behandlung der Endometriose. So zeigt die kontinuierliche Applikation von Danazol oder Gestagenen deutlich negative Wirkung auf den Festtstoffwechsel [7, 15, 17]. Unter Danazol ist hierbei vor allem das HDL-Cholesterin betroffen, welches in nahezu allen Studien um mehr als 50% in den kritischen Bereich unter 30 mg/dl abfällt [1–3, 6, 9, 11]. Die meisten Untersucher fanden daneben eine Erhöhung des LDL- und des Gesamtcholesterins [1–3, 6]. Dies führt zu einem starken Anstieg des atherogenen Index [2, 11], der mit einer Erhöhung des Arterioskleroserisikos einhergeht. Auch für die Gestagene, vor allem aus der 19-Nor-Testosteron-Reihe, ist ein Abfall des HDLs bekannt [7, 15, 17], was ebenfalls zu einem Anstieg des atherogenen Index führt. Wir fanden unter Leuprorelinacetat, wie auch für andere GnRH-Agonisten beschrieben, keine Veränderung des atherogenen Index.

Das unterschiedliche Lipidverhalten dieser Pharmaka läßt sich durch ihre Wirkung auf den Androgenstoffwechsel erklären. Androgene beeinflussen bekanntlich den Lipidstoffwechsel negativ. So initiiert Danazol die androgenspezifische RNA-Synthese, senkt das sexualhormonbindende Glublin (SHBG) und erhöht somit noch den Anteil des freien Testosterons [1, 8].

Darüber hinaus ist eines der Abbauprodukte von Danazol das androgenwirksame Ethisteron [8]. GnRH-Agonisten hingegen senken durch Hemmung der Ovarialfunktion [1, 10] die gonadale Androstendion- und Testosteronproduktion um etwa 25% [8, 19]. Hierin liegt eine wesentliche Bedeutung, da die Senkung des Plasmatestosterons zu einem Anstieg von HDL-Cholesterin führt.

Im Gegensatz zu den etablierten Hormonbehandlungen der Endometriose zeigen sich somit unter der Therapie mit Leuprorelinacetat-Depot keine ungünstigen Einflüsse auf den Lipidstoffwechsel.

Zusammenfassung

Im Rahmen einer Multicenter-Studie zur Behandlung der Endometriose oder des Uterus myomatosus erhielten 218 Patientinnen über 6 Monate in 4wöchigen Abständen 3,75 mg Leuprorelinacetat-Depot s.c. appliziert. Bereits 4 Wochen nach der ersten Injektion kam es zu einem deutlichen Abfall der Hormonspiegel. Die Gonadotropine reduzierten sich um mehr als die Hälfte auf Werte unter 5 mU/ml. Die Progesteronspiegel sanken mit durchschnittlich 1 ng/ml in den Bereich der Follikelreifungsphase, und die Östradiolwerte zeigten den therapeutisch erwünschten Abfall in den postmenopausalen Bereich von weniger als 30 pg/ml. Hierdurch ist jedoch mit Nebenwirkungen auf den Fettstoffwechsel zu rechnen. Besondere Aufmerksamkeit galt dabei dem atherogenen Index (LDL/HDL-Quotient), da ein Anstieg mit einer Zunahme des Atheroscleroserisikos und somit der koronaren Herzerkrankung einhergeht.

Während die Triglyzeride keine Veränderungen aufwiesen, nahmen Gesamtcholesterin, HDL-, LDL- und VLDL-Cholesterin geringfügig unter der Behandlung zu, verblieben jedoch innerhalb des Normbereichs. Der atherogene Index sowie der Cholesterin/HDL-Quotient verblieben während der gesamten Therapiedauer unverändert konstant.

Die Bedeutung der Ergebnisse liegt darin, daß, im Gegensatz zu den etablierten Hormonbehandlungen der Endometriose mit Danazol oder Gestagenen, die Therapie mit Leuprorelinacetat keine ungünstigen Einflüsse auf die Lipoproteine und somit keine Gefahr der Atherosklerose zeigt.

Literatur

1. Barbieri RL (1990) Comparison of the pharmacology of nafarelin and danazol. Am J Obstet Gynecol 162: 581–585
2. Bergquist CH (1990) Effects of nafarelin versus danazol on lipids and calcium metabolism. Am J Obstet Gynecol 162: 589–591
3. Burry A, Patton PE, Illingworth DR (1989) Metabolic changes during medical treatment of endometriosis: Nafarelin acetate versus danazol. Am J Obstet Gynecol 160: 1454–1461
4. Cirkel U, Ochs H, Schweppe KW, Schneider HPG (1988) Stoffwechselbeeinflussung einer LHRH Analog (Buserelin) Therapie bei Endometriose-Patientinnen. Abt Endokrinol Stoffw 9: 196–199
5. Cirkel U, Schweppe KW, Ochs H, Schneider HPG (1989) Metabolische Effekte und allgemeine Nebenwirkungen bei Endometriosebehandlung mit einem LHRH-Agonisten. Geburtshilfe Frauenheilkd 47: 154–157
6. Crook D, Gardner R, Worthington M, Nolan J, Stevenson JC, Shaw RW (1989) Zoladex versus Danazol in the treatment of pelvic endometriosis: Effects on plasma lipid risk factors. Horm Res 32 [suppl 1]: 157–160
7. Distler W (1989) Hormontherapie der Endometriose. Gynäkologe 22: 294–301
8. Dlugi AM, Rufo S, D'Amico JF, Seibel MM (1988) A comparison of the effects of Buserelin versus danazol on plasma lipoproteins during treatment of pelvic endometriosis. Fertil Steril 49: 915–916
9. Dmowski WP, Radwanska E, Binor Z, Tummon I, Pepping P (1989) Ovarian suppression induced with Buserelin or danazol in the management of endometriosis: a randomized, comparative study. Fertil Steril 51: 395–400
10. Friedman AJ, Barbieri RL (1988) Leuprorelide acetate: applications in gynecology. Curr Probl Obstet Gynecol Fertil 11: 205–236
11. Henzl MR, Kwei L (1990) Efficacy and safety of nafarelin in the treatment of endometriosis. Am J Obstet Gynecol 162: 570–574
12. Hoffmann G, Spitz J, Behrens R (1990) GnRH-Agonisten in der Endometriosetherapie. Therap Umschau 47: 937–944
13. Kuhl H, Taubert HD (1987) Atherosklerose und Herzerkrankungen. In: Das Klimakterium. Thieme, Stuttgart, 275–290
14. Raitz von Frentz M, Schweppe KW (1990) Ovarielle Suppression durch das GnRH-Analogon Buserelin zur Behandlung der Endometriose. Geburtshilf Frauenheilkd 50: 634–639
15. Schweppe KW (1988) Medikamentöse Behandlung der Endometriose. Gynäkologe 21: 52–57
16. Strecker JR, Lauritzen CH (1989) Metabolische Veränderungen durch Östrogenmangel: Veränderungen im Lipidstoffwechsel. In: Martius G (Hrsg) Praxis der Hormonbehandlung im Klimakterium. Bücherei des Frauenarztes, Bd 29. Enke, Stuttgart, 33–36
17. Teichmann AT, Wieland H, Cremer P, Kuhn W, Seidel D (1984) Lipoproteinveränderungen unter Lynestrenol und Danazol in der hormonellen Behandlung der Endometriose. Geburtshilf Frauenheilkd 44: 171–176
18. Tummon IS, Pepping ME, Binor Z, Radwanska E, Dmowski WP (1989) A randomized, prospective comparison of endocrine changes induced with intranasal leuprolide or danazol for treatment of endometriosis. Fertil Steril 51: 390–394
19. Välimäki M, Nilsson CG, Roine R, Ylikorkala O (1989) Comparison between the effects of Nafarelin and Danazol on serum lipids and lipoproteins in patients with endometriosis. J Clin Endocrinol Metab 69: 1097–1103

GnRH-Analoga-Therapie mit Leuprorelinacetat (Enantone®-Gyn Monats-Depot) und Blutgerinnung

U. H. Winkler

Die Therapie mit GnRH-Agonisten mit mittelfristiger Behandlungsdauer ist besonderen klinischen Indikationen wie der Endometriose- und Myombehandlung vorbehalten. Aufgrund der geringen Prävalenz dieser Erkrankungen und der geringen Inzidenz möglicher Komplikationen läßt sich die Sicherheit dieser Therapie im Hinblick auf thromboembolische und kardiovaskuläre Erkrankungen mittels der epidemiologischen Daten noch nicht ausreichend beurteilen. Da die Wirkung auf einer Suppression der gonadalen Funktion beruht, also mit der weiblichen Postmenopause vergleichbar ist, stellt sich die Frage, ob auch die Risiken der Postmenopause, die zunehmende Inzidenz thromboembolischer und kardiovaskulärer Erkrankungen, zu befürchten sind. Tatsächlich stellt die dramatische Zunahme kardiovaskulärer Erkrankungen in der Postmenopause [5] und der bislang fehlende Nachweis der diesbezüglichen Unbedenklichkeit der GnRH-Agonisten den bislang bedeutsamsten Einwand gegen mittel- und langfristige Therapiestrategien dar.

Sowohl die Thromboembolie als auch die kardiovaskulären Erkrankungen sind als multifaktorielle Erkrankungen bislang pathophysiologisch nicht vollständig aufgeklärt. Infolgedessen steht auch die Beurteilung eines Erkrankungsrisikos noch auf dem Stand der Erfassung von Veränderungen, die mit dem Risiko assoziiert sind. Derartige Veränderungen werden als „Marker" zusammengefaßt. Es sollte aber klar sein, daß eine therapeutische Beeinflussung von Markern nicht notwendigerweise einen Einfluß auf das Erkrankungsrisiko hat, eben weil eine kausale, pathogenetische Beziehung zwischen Markern und Manifestation der Erkrankung noch nicht gesichert ist.

Allerdings steht die epidemiologische Beurteilung von medikationsassoziierten Erkrankungsrisiken bei diesen Erkrankungen vor nicht minder großen Problemen. Die geringe Inzidenz, die vermutliche jahrelange Entwicklung bis zur Manifestation und letztlich die bislang geringe Zahl von Patientinnen, die im mittelfristigen Therapiebereich bis zu 6 Monaten behandelt werden, lassen eine epidemiologische Beurteilung der GnRH-Analoga aussichtslos erscheinen.

Als zwingende Konsequenz dieser Überlegungen ist zu verlangen, die Effekte dieser Präparate auf das hämostatische System umfassend zu analysieren. Dabei ist klar, daß möglichst alle relevanten Marker zur Beurteilung des jeweiligen Risikos erfaßt werden müssen. Aus der plasmatischen Hämostase sind 3 Klassen von Markern bekannt (Abb. 1). Insgesamt 4 Parameter sind mit der Inzidenz bzw. der Prognose kardiovaskulärer Erkrankungen korreliert, u. a. das Fibrinogen [10], die Faktor-VII-Aktivität [8], der Von-Willebrand-Faktor [8] und der Plasminogen-Aktivator-Inhibitor [2,3].

Eine Reihe von Inhibitoren gehören einer weiteren Markerkategorie an, deren Bedeutung auf die Beobachtung angeborener Mangelsyndrome zurückgeht. Als häufigste Vertreter dieser Kategorie seien das Antithrombin III und das Protein C genannt [1]. Plasmakonzentrationen unter 60% der Norm werden bei heterozygoten Mangelerkrankungen gefunden, die mit einem hohen Thromboserisiko einhergehen. Ob Veränderungen im Normbereich (80-120%) mit einem Thromboserisiko assoziiert sind, wird allgemein bezweifelt [1]. Insofern kann eine Markerqualität für das Risiko Thromboembolie nur bei Unterschreiten eines Grenzwertes von 60% angenommen werden.

Eine Vielzahl von Parametern lassen Rückschlüsse auf einzelne Regulationsmechanismen der Gerinnung zu, wobei aber direkte Messungen der Thrombozyten-Plasma- bzw. der Endothel-Plasma-Interaktion nicht möglich sind. Die aus Beobachtungen von Veränderungen jeweils einzelner Komponenten dieser Regulationsmechanismen abgeleitete Hypothese, dieser oder jener Parameter verursache eine

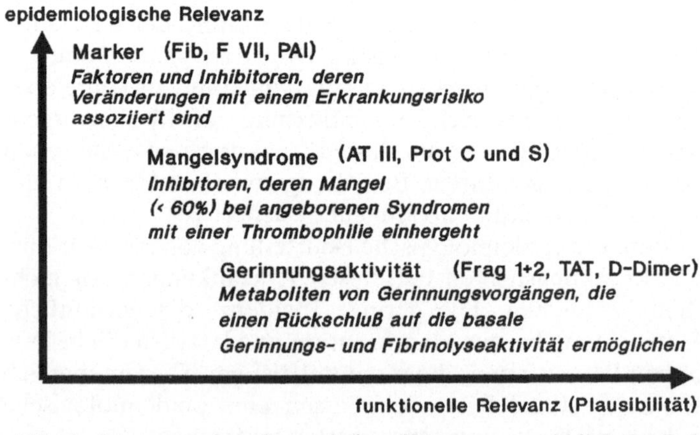

Abb. 1. Parameter der plasmatischen Hämostase und klinische Relevanz

„Hyperkoagulabilität" und sei daher als Kriterium der Thrombophilie zu werten, hat erheblich zur Diskreditierung der Hämostaseologie beigetragen. Nicht lange nach Formulierung dieser Hypothesen fand sich nämlich regelhaft eine Veränderung, die als kompensatorisch zu interpretieren war. Es ist daher ein grundlegender Fortschritt, die „Hyperkoagulabilität" direkt messen zu können [7]. Dabei kann völlig auf die Erfassung der diversen Regulationsmechanismen verzichtet werden und unmittlbar die Aktivität des aktiven Gerinnungsenzyms, des Thrombins bestimmt werden. Hierfür stehen eine Reihe von ELISA-Bestimmungen zur Verfügung, die alle einzelne Metaboliten der Thrombinaktivierung und -aktivität nachweisen. Tatsächlich kann die Generation des aktiven Enzyms aus dem inaktiven Proenzym mittels eines dabei abgespaltenen Peptids (Prothrombinfragment 1+2), das Reaktionsprodukt des Thrombins (Fibrin) anhand seiner Abbauprodukte (D-dimere oder gesamte Spaltprodukte) und das stabile Endprodukt des Thrombins (Thrombin-Antithrombin-III-Komplex) direkt gemessen werden. Diese summarische Erfassung der Gerinnungsaktivität hat daher ihren Platz als dritte, zweifellos funktionell bedeutendste Gruppe von Markern.

Allerdings stellen diese Marker erhebliche Anforderungen an Logistik und Methodik der Probengewinnung und konnten bislang noch nicht in größeren prospektiven Untersuchungen auf ihre prädiktive Potenz geprüft werden. Wir konnten aber anhand dieser Gruppe von Reaktionsprodukten zeigen, daß die Gerinnungsaktivität bei Anwenderinnen oraler Kontrazeptiva nahezu verdoppelt ist [11] und darüber hinaus mit der Ethinylestradioldosierung korreliert [12].

Gerade diese letztere Gruppe von Parametern scheint also eine Brücke darzustellen von den reinen, erkrankungsassoziierten Markern zu einem pathophysiologischen Verständnis für ein Erkrankungsrisiko, das ja obligat mit einer zumindest lokalen Zunahme der Gerinnungsaktivität einhergeht.

Wir haben daher bei 15 Patientinnen mit bioptisch gesicherter Endometriose diese relevanten Parameter der plasmatischen Hömostase vor und während einer 6monatigen Behandlung mit Leuprorelin 3,75 mg s. c. (Enantone®-Gyn Monats-Depot) untersucht.

Methoden

Das mittlere Alter der aufgenommenen Patientinnen betrug 28,2 (+/− 4,7) Jahre. Hormonelle Medikation in den zurückliegenden zwei Monaten vor Eintritt in die Studie galt als Ausschlußkriterium. Die Patientinnen wurden angewiesen, etwaige thrombozytenblockierenden Schmerzmedikamente in den letzten 14 Tagen vor Beginn der Studie nicht anzuwenden und auch während der Studiendauer zu protokollieren. Die Rekrutierung erfolgte nach laparoskopischer Sicherung einer Endometriose und Einwilligung der Patientin in das Studienprotokoll. Am 1. Tag der ersten Monatsblutung nach dem Eingriff wurde mit einer Leuprorelin- (Enantone®-Gyn Monats-Depot) therapie begonnen. Es wurden in 4-wöchigem Intervall jeweils 3,75 mg Leuprorelin s. c. appliziert. Die Blutentnahmen erfolgten am 21. Tag vor Beginn der Behandlung sowie 2, 4, 12 und 24 Wochen nach Beginn der Therapie. Probengewinnung und -behandlung wurden gemäß den Kriterien des Leiden Fibrinolysis Workshop [6] vorgenommen. Die Blutabnahme erfolgte zwischen 7.00 und 9.00 Uhr nach 15minütiger Ruhe an der sitzenden und nüchternen Patientin. Nach kurzem Anstauen und Punktion der Kubitalvene wurden nach Entstauung zunächst 10 ml Nativblut für die Bestimmung des Östradiols, sowie insgesamt 20 ml Zitratblut und 5 ml eines mit Plättchenblockern versetzten Zitratbluts (Zitrat, Theophyllin, Adenosin, Dipyridamol) gewonnen. Nach sofortiger Erstellung eines plättchenarmen Plasmas wurden die Plasmaproben portioniert und bei -80°C bis zur seriellen Analyse tiefgefroren.

Die Östradiolbestimmung (E2) erfolgte mittels eines Radioimmunoassay (Sorin, Italien). Fibrinogen (Fbg) wurde nach Claus bestimmt (Boehringer, Mannheim). Plasminogen (Plg), Antithrombin III (AT III) und die Aktivitäten des Faktors VII (F VII Akt), des tissue-Plasminogen-Activators (t-PA) und seines Inhibitors (PAI Akt) wurden mittels amidolytischer Verfahren bestimmt (Boehringer, Mannheim; KabiVitrum, Deutschland). Für die Bestimmung der PAI-Konzentration, des Protein C (Prot C), des Faktor-VIII-von-Willebrand-Faktors (F VIIIvW) und der Aktivitätsparameter Prothrombin Fragment 1 und 2 (Frag 1+2), Thrombin-Antithrombin-III-Komplex (TAT) und totale (FbDG) und D-dimere Fibrinspaltprodukte (D-Dimer) wurden konfektionierte ELISA eingesetzt (Behring Werke, Marburg; KabiVitrum, Deutschland; Organon AKZO, Niederlande; Boehringer, Mannheim).

Die Veränderung gegenüber dem unbehandelten Vorzyklus wurde mittels „Wilcoxon's rank sum test" für gepaarte Stichproben geprüft. Signifikanz wurde bei p < 0,05 angenommen.

Ergebnisse

Der Serumöstradiolspiegel entsprach den erwarteten Befunden für den 21. Zyklustag. Zwei Wochen nach Beginn der Therapie sowie während der gesamten Behandlung konnte eine Suppression der Ovarialfunktion mit Serumspiegeln < 30 pg/ml nachgewiesen werden.

Die Thromboplastinzeit und die aktivierte Prothrombinzeit waren ebenso wie die Blutungszeit während des gesamten Behandlungszeitraums unverändert gegenüber dem unbehandelten Kontrollmonat.

Die Marker kardiovaskulärer Erkrankungen stiegen unter der Leuprorelintherapie nicht an. Vielmehr sahen wir eine Senkung des Plasminogen-Aktivator-Inhibitors PAI, die am Ende der Behandlung mit 25% signifikant war (Abb. 2).

Veränderungen der Inhibitoren, deren angeborener Mangel mit einer Thrombophilie einhergeht (Prot C, AT III), bewegten sich im Rahmen von +/− 10%. Diese Veränderungen waren weder signifikant noch wurden absolute Werte im kritischen Bereich von < 60% beobachtet (Abb. 3).

Unter der GnRH-Analoga-Therapie mit Leuprorelin beobachteten wir eine Senkung der Prothrombinspaltung. Die Spiegel der Fragmente 1 und 2 fielen im Verlauf der Behandlung um 15% ab. Dieser Abfall war initial noch nicht nachweisbar, ab dem 3. Behandlungsmonat aber

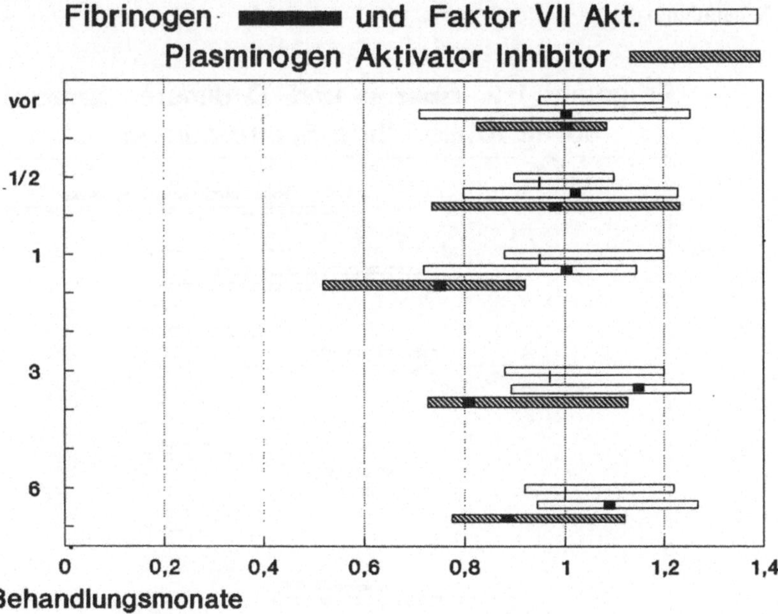

Abb. 2. Veränderungen von Fibrinogen-, Faktor-VII-Aktivatoren und Plasminogen-Aktivator-Inhibitor unter Leuprorelintherapie (25. und 75. Perzentile und Median als Quotient des Medians vor Behandlung)

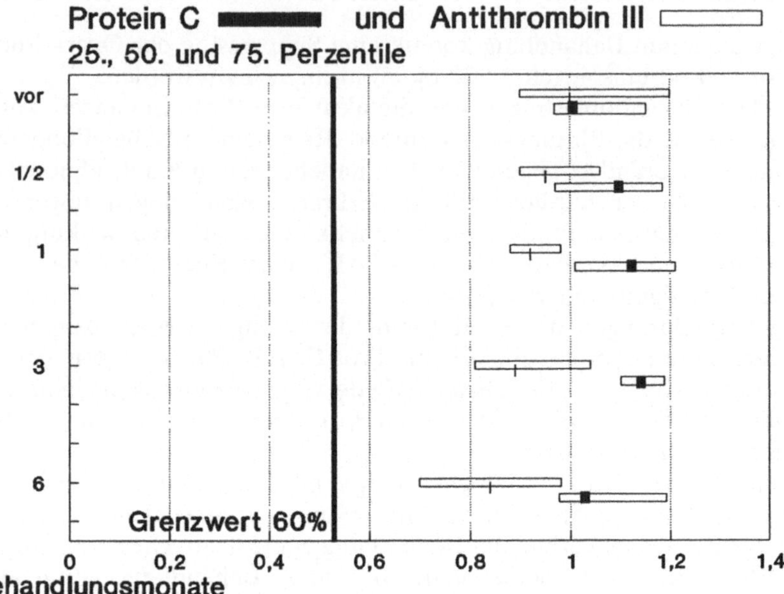

Abb. 3. Veränderungen von Protein C und Antithrombin III unter Leuprorelin-therapie (25. und 75. Perzentile und Median als Quotient des Medians vor Behandlung)

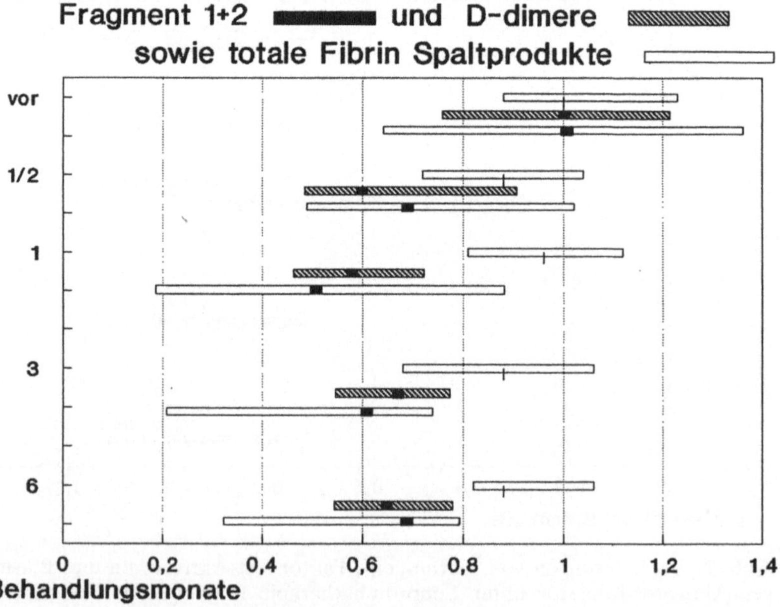

Abb. 4. Reaktionsprodukte des Thrombins und Plasmins, die einen Rückschluß auf die basale Aktivität der Hämostase erlauben, während der Behandlung mit Leuprorelin 3,75 mg s. c. in 4wöchentlichem Intervall (25. und 75. Perzentile und Median als Quotient des Medians vor Behandlung)

signifikant. Ein Trend in der gleichen Richtung war auch im Verlauf der TAT-Komplexe nachweisbar. Signifikanz wurde hier aber nicht erreicht.

Die D-dimeren wie die gesamten Fibrinspaltprodukte fielen um 35% ab. Dieses Absinken des Fibrinumsatzes war bereits nach 14 Tagen der Leuprorelinbehandlung nachweisbar und blieb während der gesamten Beobachtungszeit unverändert hoch signifikant (Abb. 4).

Diskussion

Grobe Störungen der Hämostase wie sie etwa in einer Verlängerung der Gerinnungszeiten oder der Blutungszeit erfaßt würden, traten wie erwartet nicht auf. Aber auch die differenziertere Untersuchung der Hämostase zeigte, daß im Verlauf der 6monatigen Therapie mit Leuprorelin keine Veränderungen auftraten, die für eine Zunahme thromboembolischer und kardiovaskulärer Erkrankungen sprechen.

Dieses günstige Urteil über die Sicherheit von Leuprorelin stützt sich in erster Linie auf die Befunde der Reaktionsprodukte aktiver Gerinnungsenzyme. Wie eingangs dargestellt, können zweifellos Effekte auf die Thrombozyten, die Gefäßwand und auf die Regulationsmechanismen der plasmatischen Hämostase thrombogen wirken. Thrombusbildend ist aber letztlich nur ein Effekt, der in vermehrtem Umfang Gerinnungsaktivität, also Thrombin freisetzt und damit Fibrin bildet. Wir haben zeigen können, daß orale Kontrazeptiva in Abhängigkeit von der Ethinylestradioldosis zu einer erheblichen Zunahme der Gerinnungsaktivität führen [12]. Diese echte „Hyperkoagulabilität" beansprucht bereits in Ruhe die inhibitorische und fibrinolytische Kapazität der hämostatischen Balance. Es kann daher keinen Zweifel geben, daß bei vorbestehenden oder zusätzlichen Schwächungen dieser Regulation eine relative Insuffizienz mit der Manifestation einer Thrombose eintreten kann.

Bei Anwendung des GnRH-Analogons Leuprorelin beobachteten wir einen gegenteiligen Effekt auf die Gerinnungsaktivität. Thrombin wurde in geringerem Maße gebildet (aus Prothrombin freigesetzt) und auch die Konzentration des Endproduktes der Thrombinaktivität war erniedrigt (Thrombin-Antithrombin-III-Komplexe). Letztlich sprachen auch die niedrigen Fibrinspaltprodukte für eine geringere Gerinnungsaktivität unter der Therapie. In Analogie zu den Befunden bei oralen Kontrazeptiva ist zu folgern, daß diese „Hypokoagulabilität" die Toleranz der Hämostase für zusätzliche Belastungen wie etwa den thrombogenen Effekt von Operationen oder Immobilisation erhöht. Die Relevanz dieser Befunde für den präoperativen Einsatz bei

Endometriose und Uterus myomatosus sowie in der Onkologie liegt auf der Hand.

Angesichts dieser summarischen Senkung der Gerinnungsaktivität ist es nicht überraschend, daß wir bei den klassischen Markern der Thromboseneigung keine pathognomonischen Veränderungen beobachten konnten. Die Inhibitoren der Gerinnung, AT III und Protein C, wurden nicht signifikant beeinflußt. Keine Patientin unterschritt den Grenzwert von 60%, der in Analogie zu den angeborenen Mangelerkrankungen dieser Inhibitoren eine Thrombophilie vermuten lassen würde.

Zu diesen klassischen Markern ist auch der wesentliche Inhibitor der Fibrinolyse zu rechnen, der Plasminogen-Aktivator-Inhibitor PAI. Hohe Konzentration und Aktivität dieses Fibrinolyseinhibitors sind mit einer erhöhten Frequenz von postoperativen Thrombosen nach Hüftgelenksoperationen assoziiert [4]. Die von uns bei der GnRH-Analogon-Therapie mit Leuprorelin beobachtete Senkung dieses Inhibitors spricht daher dafür, daß die fibrinolytische Reaktionsbereitschaft durch eine niedrigere Schwelle der Inhibition verbessert wurde. Nicoloso et al. konnten zeigen, daß eine niedrigere PAI-Aktivität mit einer höheren Freisetzung von fibrinolytischer Aktivität nach Stimulation (Venenokklusion) korreliert [9]. Leuprorelin scheint daher diese sog. fibrinolytische Kapazität nicht zu senken sondern eher zu erhöhen und damit wiederum der Gefahr einer thromboembolischen Entgleisung der hämostatischen Balance entgegen zu wirken.

Das Verständnis des Fibrinolyseinhibitors PAI als einer Schwelle der fibrinolytischen Reaktion erläutert auch die Bedeutung einer Heraufsetzung dieser Schwelle für das Risiko kardiovaskulärer Erkrankungen. Tatsächlich lassen sich die übrigen Marker der kardiovaskulären Erkrankungen, das Fibrinogen und der Faktor VII in die Gruppe der gerinnungsfördernden Proteine einordnen. Der fehlende Effekt der Leuprorelinbehandlung auf diese Marker und darüber hinaus die Senkung der Gerinnungsaktivität insgesamt sprechen dafür, daß ein derartiger gerinnungsfördernder Effekt nicht auftrat. Betrachtet man daher auch die Pathogenese der kardiovaskulären Erkrankung als ein letztlich durch Fibrinablagerung induziertes Geschehen, so kann aus den vorliegenden Befunden geschlossen werden, daß eine vermehrte Fibrinbildung auszuschließen ist und eine reduzierte fibrinolytische Kapazität ebenfalls nicht wahrscheinlich ist, da ja die Schwelle der fibrinolytischen Reaktion gesenkt wurde. Damit reiht sich auch die hämostaseologische Beurteilung der Risiken von GnRH-Analoga im Hinblick auf kardiovaskuläre Erkrankungen in die Untersuchungen der Marker anderer Stoffwechselsysteme (Kohlenhydrat- und Lipidstoffwechsel) ein, die zumindest bei einer 6monatigen Anwendung keine Veränderungen fanden wie sie in der Postmenopause auftreten und mit der bekannten Zunahme der Inzidenz dieser Erkrankungen in Zusammenhang gebracht werden.

Die Untersuchung von Effekten auf einzelne Stoffwechselsysteme kann nicht alle Aspekte multifaktorieller Erkrankungen erfassen. Es sollte aber daran erinnert werden, daß als nachteilig eingestufte Effekte i. allg. unmittelbar als pathognomonisch eingestuft werden und meist kritiklos als Beweis eines erhöhten Erkrankungsrisikos gewertet werden. Wir halten daher die umfassende Analyse der Wirkungen der GnRH-Analogon-Therapie mit Leuprorelin auf das hämostatische System für einen wesentlichen Hinweis auf die Sicherheit dieser Medikation auch im mittelfristigen Therapiebereich von bis zu 6 Monaten.

Literatur

1. Egbring R, Seitz R (1989) Angeborene Hämostasestörungen mit Thromboseneigung. Internist 30: 577-586
2. Hamsten A et al. (1985) Increased plasma levels of a rapid inhibitor of tissue plasminogen activator in young survivors of myocardial infarction. N Engl J Med 313: 1557-1563
3. Hamsten A et al. (1987) Plasminogen activator inhibitor in plasma: risk factor for recurrent myocardial infarction. Lancet July 4th, P: 3-8
4. Juhan-Vague I et al. (1987) Deficient t-PA release and elevated PA inhibitor levels in patients with spontaneous or recurrent deep venous thrombosis. Thromb Haemostas 57 (1): 67–70
5. Kalin MF, Zumoff B (1990) Sex hormones and coronary disease: a review of the clinical studies. Steroids 55: 330-352
6. Kluft C, Verheijen JH (1990) Leiden fibrinolysis working party: Blood collection and handling procedures for assessment of tissue-type plasminogen activator (t-PA) and plasminogen activator inhibitor (PAI 1). Fibrinolysis 4 (2): 155–161
7. Mammen EF, Fujii Y (1989) Hypercoagulable states. Lab Med 1: 611-616
8. Meade TW et al. (1980) Hemostatic function and cardiovascular death: Early results of a prospective study. Lancet 1: 1050-1054
9. Nicoloso G et al. (1988) Fibrinolysis in normal subjects – comparison between plasminogen activator inhibitor and other components of the fibrinolytic system. Thromb Haemostas 59: 299–303
10. Wilhelmsen MD et al. (1984) Fibrinogen as a risk factor for stroke and myocardial infarction. New Engl J Med 311: 501-505
11. Winkler UH, Bühler K, Schindler AE (1991) The dynamic balance of hemostasis – implications for the risk of oral contraceptive use. In: Runnebaum B, Rabe T (eds) Female contraception and male fertility regulation. Parthenon, Carnforth UK, pp 85-92
12. Winkler UH et al. (1991) Changes of the dynamic equilibrium of hemostasis associated with the use of low dose oral contraceptives: a controlled study of cyproteroneacetate containing oral contraceptives combined with either 35 or 50 mcg ethinylestradiol. Advanc Contracept 7 (3): 273–284

Einflußfaktoren auf das Skelettsystem bei Anwendung von GnRH-Analoga

J. Spitz, R. Behrens, Y. Ordu und G. Hoffmann

Mit Hilfe von GnRH-Analoga ist es möglich, die Gonadenstimulation langfristig so nachhaltig zu senken, daß es zu einer weitgehenden Unterdrückung der Östrogenproduktion kommt. Diese Eigenschaft wurde genutzt, um ein wirksames, neues Therapeutikum gegen die Endometriose zu entwickeln. Das Therapieprinzip besteht darin, daß die Ausbreitung der Erkrankung durch die Östrogene begünstigt wird und eine Suppression der ovariellen Östrogensysthese dem entgegenwirkt.

Andererseits ist bekannt, daß es bci ovaripriven und postmenopausalen Frauen durch den Östrogenverlust zu einem unterschiedlich stark ausgeprägten Mineralsalzverlust und damit letztendlich zu einer Osteoporose des Skelettsystems kommen kann.

Dies ist um so bedeutender, als die Osteoporose mittlerweile ein sozialökonomisches Problem darstellt, von dem in der Bundesrepublik Deutschland etwa 12% der Gesamtbevölkerung betroffen sind. Genauere epidemiologische Daten bezüglich der Folgen dieser Erkrankung liegen für die BRD noch nicht vor. In den USA werden jährlich aufgrund einer Osteoporose 538 000 Wirbelfrakturen, 277 000 Schenkelhalsfrakturen, 170 000 Unterarmfrakturen und 283 000 andere Frakturen mit Todesfolge in 12-20% beobachtet. Die direkten und indirekten Kosten werden auf $ 6,1 Mrd. geschätzt [7].

Da die genaue Pathophysiologie der Osteoporose noch nicht geklärt ist und es sich sicherlich um ein multifaktorielles Geschehen handelt, kommt einer medikamentösen Beeinflussung des Knochenmineralgehalts des individuellen Patienten eine besondere Bedeutung zu.

Es ist daher von grundsätzlichem Interesse, den Mineralsalzverlust im Rahmen einer solchen therapeutischen Verarbeitung von GnRH-Analoga zu bestimmen. Dies ist mit Hilfe der Osteodensitometrie möglich.

Meßtechnische Grundlagen

Während früher Messungen des Knochenmineralgehalts überwiegend am distalen Radius mit Hilfe der Singlephotonenabsorptiometrie (SPA) vorgenommen wurde, hat sich in den letzten Jahren die Messung des mehr spongiösen Knochens der Lendenwirbelsäule und des proximalen Femurs mit Hilfe der Dualphotonenabsorptiometrie (DPA) durchgesetzt (Abb. 1). Durch den Austausch des ursprünglich verwendeten radioaktiven Strahlers (Gd-153) gegen eine Röntgenröhre wurden die Geräte nochmals in ihren technischen Eigenschaften verbessert und zugleich die Strahlenbelastung des Patienten reduziert [8].

Die allgemein als DXA („dual-X-ray-absorption") bezeichneten Geräte erreichen eine hohe Präzision, so daß Veränderungen des

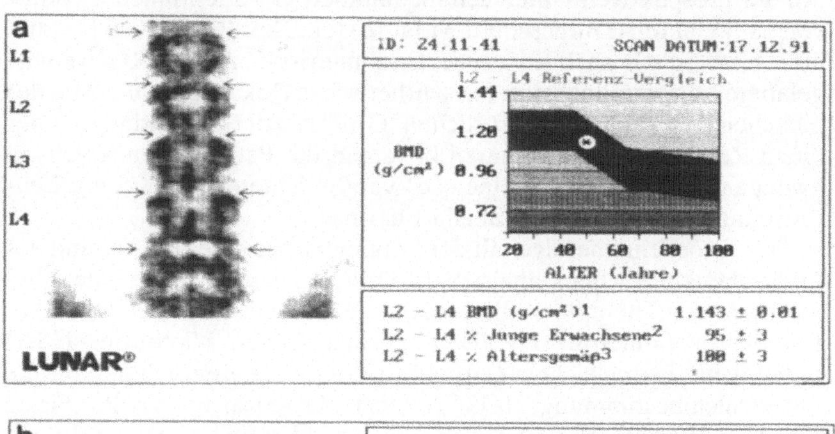

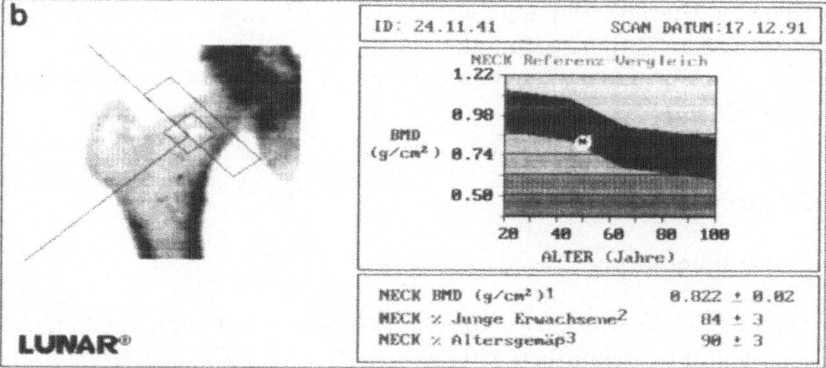

Abb. 1. a Beispiel einer Messung des Knochenmineralgehalts der Wirbelsäule mit altersentsprechend normalem Wert. **b** Beispiel einer Messung des Knochenmineralgehalts des Schenkelhalses mit grenzwertig niedrigem Wert.

Knochenmineralgehalts in einer Größenordnung von 1-2% sicher erkannt werden. Damit sind sie geeignet, auch geringe Veränderungen des Knochenmineralgehalts (KMG) frühzeitig zu erfassen und damit den eingetretenen Mineralsalzverlust lange vor den radiologischen Zeichen einer Osteoporose nachzuweisen.

In der vorliegenden Arbeit wurde daher mit Hilfe der DPA/DPX-Technik sowie der zusätzlichen Bestimmung des Osteocalcinspiegels im Serum untersucht, in welchem Ausmaß der Knochenstoffwechsel und damit der Knochenmineralgehalt unter der Suppression der Östrogensysthese durch einen GnRH-Agonisten beeinflußt wird.

Patienten und Methode

An der prospektiven Untersuchung nahmen 13 Patientinnen im Alter von 18-50 Jahren (Durchschnitt 34 Jahre) teil. Bei allen Frauen bestand eine histologisch nachgewiesene Endometriose. Als GnRH-Agonist gelangte Leuprorelinacetat, ein synthetisches Dekapeptid mit etwa der 50fachen Wirkung des natürlichen GnRH, zur Anwendung. Über einen Zeitraum von 6 Monaten bekamen die Patientinnen jeweils in 4wöchentlichem Abstand eine s. c.-Verabreichung von 3,75 mg Leuprorelinacetat als Depot (Takeda Pharma).

Der Knochenmineralgehalt der Lendenwirbelsäule (L2-L4) und des Oberschenkels (Schenkelhals, Ward-Dreieck) wurde vor der Therapie, am Ende der Therapie und 5 Monate danach mit Hilfe der Dualphotonenabsorptiometrie (DP3/DPX, Firma Lunar, Wisconsin, USA) untersucht. Zum gleichen Zeitpunkt erfolgten Blutentnahmen für die Osteocalcinbestimmung (OSCA test Osteocalcin BGP, Firma Henning, Berlin). Vor und während der Therapie wurde mehrfach Östradiol im Serum bestimmt.

Für die Signifikanzberechnung wurde der Wilcoxon-Test für verbundene Stichproben eingesetzt.

Ergebnisse

Östradiolspiegel

Die Östradiolwerte sanken bereits 14 Tage nach Beginn der Behandlung von durchschnittlich 150 mg auf 11 ±0,8 mg ab. Im Verlauf der weiteren Therapie blieben die Werte in diesem Bereich. 2 Monate nach der letzten GnRH-Applikation lagen die Werte wieder im Normalbereich (Abb. 2).

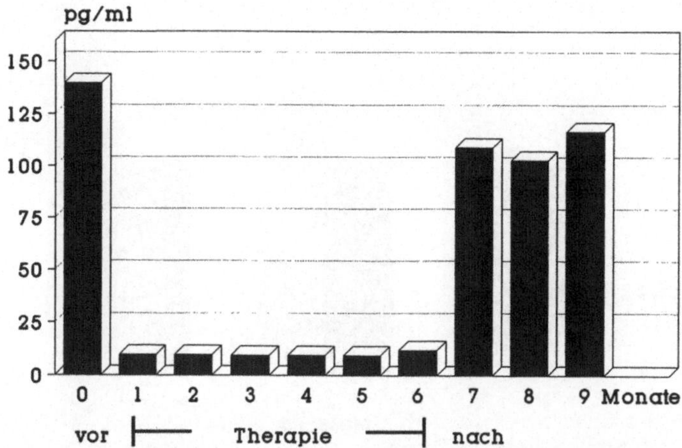

Abb. 2 Verlauf der Östradiolspiegel unter der 6monatigen Therapie mit Leuprorelinacetat (Mittelwerte)

Mineralometrie der Lendenwirbelsäule (LWS) und des Oberschenkels (OS; s. auch Abb. 1)

Die Ausgangswerte aller Patientinnen lagen im altersentsprechenden Normbereich (1,24 g/cm^2 ±20% für LWS und 0,98 g/cm^2 ±20% für OS).

Am Ende der Therapie konnten bei 12 Patientinnen und 5 Monate nach Beendigung der Therapie bei 11 Patientinnen Messungen vorgenommen werden. 2 Patientinnen wurden vor der Abschlußuntersuchung schwanger und standen daher zu diesem Zeitpunkt für die Mineralometrie nicht zur Verfügung. 2 weitere Patientinnen wurden erst nach der Abschlußuntersuchung schwanger und konnten daher vollständig untersucht werden.

Der mittlere KMG der LWS betrug vor der Therapie 1,276 und am Ende 1,223 g/cm^2. Bei 11 Patientinnen fand sich im Mittel nach 6monatiger Therapie ein Abfall des KMG der LWS um 5,3% (0,5-11%) des Ausgangswerts (Abb. 3). Der mittlere Knochenmineralgehalt der LWS zum Zeitpunkt der Beendigung der Therapie war signifikant vom Ausgangswert verschieden, während sich der mittlere KMG zum Zeitpunkt der Nachkontrolle 5 Monate später nicht mehr signifikant vom mittleren KMG der LWS vor Therapiebeginn unterschied.

Bei einer Patientin war keine Abnahme des Knochenmineralgehaltes zu verzeichnen.

Bei der Abschlußuntersuchung war im Mittel wieder eine zunehmende Tendenz des KMG in der LWS zu beobachten, wenn auch der

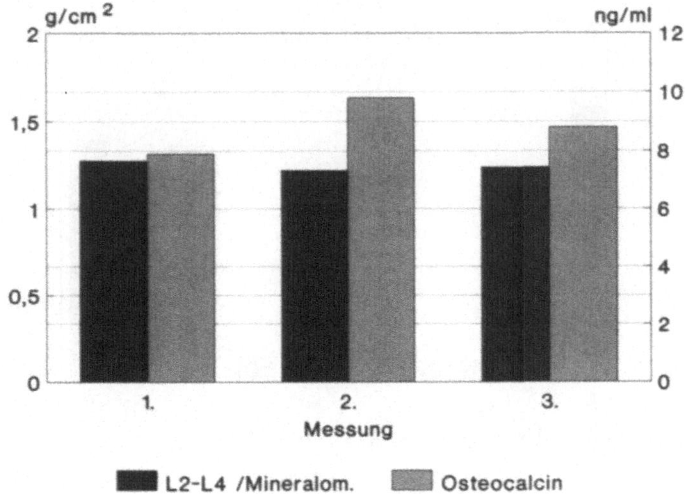

Abb. 3 Verhalten des Knochenmineralgehalts der Wirbelsäule und des Osteocalcinspiegels im Serum unter der Therapie mit Leuprorelinacetat sowie im nächsten halben Jahr

Ausgangswert nicht ganz erreicht wurde. Abbildung 3 zeigt den mittleren Knochenmineralgehalt der LWS in Abhängigkeit von der Zeit.

Am Therapieende ergaben die Messungen des KMG im Oberschenkel im Mittel eine Abnahme um 2% in der Kompakta (von 0,98 auf 0,96 g/cm²) und um 3% im Ward-Dreieck (von 0,94 auf 0,91 g/cm²). Diese Veränderungen waren statistisch nicht signifikant.

Osteocalcinspiegel im Serum

Vor Therapiebeginn lagen die Osteocalcinwerte im Serum im Normbereich (4,9-12,4 ng/ml). Der mittlere Wert vor der Therapie (7,9 ng/ml) stieg nach dem Abschluß der Behandlung geringgradig auf 9,8 ng/ml an (Abb. 3). Dabei zeigte die Patientin mit dem deutlichsten Mineralsalzverlust in der LWS (−11%) auch den deutlichsten Osteocalcinanstieg von 7,0 auf 16,3 ng/ml.

6 Monate danach lag der Osteocalcinspiegel im Mittel mit 8,8 ng/ml wieder niedriger, aber noch leicht über dem Ausgangswert vor der Therapie (Abb. 3). Aufgrund der Streubreite der Einzelwerte sind die beschriebenen Veränderungen im Mittel zwar eindeutig, jedoch nicht signifikant.

Diskussion

Östrogenen kommt anerkanntermaßen eine Schutzfunktion für den Knochen zu, die dem Knochenabbau entgegenwirkt bzw. ihn vermindert. Dieser Schutzmechanismus ist mit Versiegen des ovariellen Zyklus nicht mehr gegeben (postmenopausale Osteoporose). Die gleiche Situation ergibt sich nach beidseitiger Ovarektomie.

Der Mineralsalzverlust nach der Menopause oder bei ovarektomierten Frauen kann durch Östrogengaben verhindert oder verlangsamt werden [2]. Angesichts dieser protektiven Wirkung der Östrogene ist nach Gabe von wirksamen GnRH-Agonisten und der daraus resultierenden Östrogensuppression mit einem Mineralsalzverlust zu rechnen. Im Gegensatz zu dem Problemkreis der postmenopausalen Osteoporose, der durch die zunehmende Lebenserwartung der Frauen und die damit zunehmende Zeitspanne des Östrogenmangels entsteht, handelt es sich bei dem durch GnRH-Analoga induzierten Östrogenverlust um einen zeitlich sehr begrenzten Zustand.

Die Dualphotonenabsorptiometrie (DPA) und die aus ihr entwickelte DXA-Technik ermöglichen eine präzise Bestimmung des Knochenmineralgehalts [8]. Diese Technik wurde daher eingesetzt, um im Rahmen der klinischen Prüfung von Leuprorelinacetat die Auswirkung des GnRH-Agonisten auf den Knochenmineralgehalt zu überprüfen.

Die Ergebnisse zeigen, daß es unter der Therapie, ausgehend von einem regelrechten mittleren KMG aller Patientinnen, zu einem geringen, jedoch statistisch signifikanten Abfall des trabekulären Mineralgehalts in der LWS kommt, während sich in der Kompakta des Oberschenkelhalses keine signifikanten Änderungen nachweisen lassen.

Ähnliche Ergebnisse werden auch von anderen Autoren berichtet [6,9]. Eine 4wöchige, tägliche Verabreichung des GnRH-Agonisten Buserelin an Ratten hatte eine Verminderung des Ganzkörperkalziumgehalts zur Folge [4].

Die unterschiedlichen Mineralsalzverluste in der LWS und im Oberschenkel sind dadurch bedingt, daß der Abbau im trabekulären Knochen der Wirbelsäule intensiver und schneller erfolgt als in der Kompakta des Oberschenkels.

Hinsichtlich der klinischen Relevanz der nachgewiesenen Veränderungen ist zu berücksichtigen, daß der Abfall zwar im Mittel signifikant war, alle Patientinnen mit ihren Meßwerten jedoch noch im altersentsprechenden Normalbereich verblieben. 6 Monate nach Beendigung der Therapie kam es jedoch zu einem Wiederanstieg des mittleren Knochenmineralgehalts, der sich dann nicht mehr signifikant vom Ausgangswert unterschied.

Für den individuellen Gesundheitszustand des Organismus ist somit eine solche Verschiebung ohne Bedeutung, da das Frakturrisiko durch diesen geringen Mineralsalzverlust nicht erhöht wird. Unter dem Aspekt der „peak-bone-mass" als einem der determinierenden Faktoren für eine postmenopausale Osteoporose ist jedoch *jeder* Mineralsalzverlust negativ zu werten.

Um so wichtiger ist daher der Nachweis, daß es nach Beendigung der Therapie im Mittel zu einem Wiederanstieg des Knochenmineralgehalts kam. Dabei ist zu berücksichtigen, daß keinerlei spezielle Maßnahmen (weder medikamentös, noch diätetisch oder physikalisch) ergriffen wurden, um diesen Effekt zu bewirken.

Es ist daher denkbar, daß unter gezielter physikalischer und diätetischer Therapie der Wiederanstieg des Knochenmineralgehalts nach der Leuprorelintherapie noch verbessert und der Mineralsalzverlust unter der GnRH-Behandlung durch diese Maßnahmen herabgesetzt wird.

Osteocalcin wird derzeit als einer der wenigen spezifischen Parameter für den Knochenstoffwechsel angesehen und findet sich bei gesteigertem Knochenumsatz vermehrt im Serum [5].

Erwartungsgemäß stieg daher nach 6monatiger GnRH-Therapie der mittlere Osteocalcinspiegel des untersuchten Kollektivs an. Die Veränderung war allerdings statistisch nicht signifikant. Nach Brown et al. reflektiert der Osteocalcinspiegel die Knochenneubildung, nicht aber die Knochenresorption. Der Anstieg des Osteocalcins ist somit auch im vorliegenden Fall ein Hinweis auf den erhöhten Knochenumsatz (An- und Abbau) unter der GnRH-Therapie, erlaubt jedoch keine Aussage über die Bilanz dieses Prozesses, wie das vorliegende Beispiel zeigt: Der Zunahme des Osteocalcinspiegels im Serum steht eine negative Mineralsalzbildung gegenüber.

Die Ergebnisse der vorliegenden Studie stimmen mit den eigenen Beobachtungen überein, daß der Anstieg des Knochenmineralgehalts bei hormonell behandelten Frauen in der Postmenopause begleitet wird von einem Abfall des Osteocalcinspiegels im Serum.

Zusammenfassung

Die 6monatige Therapie der Endometriose mit dem GnRH-Agonisten Leuprorelin zeigte einen guten therapeutischen Effekt mit subjektiver Besserung des Beschwerdebilds und objektivem Absinken des Östrogenspiegels.

Als Nebeneffekt ergab sich bei der Mineralometrie der Wirbelsäule (DPA/DPX) eine geringfügige, jedoch signifikante Abnahme der

Knochendichte, die sich 5 Monate nach Beendigung der Therapie weitgehend zurückbildete. Typischerweise waren nach 6monatiger Therapie die Veränderungen am spongiösen Knochen der Wirbelsäule stärker ausgeprägt als in der Kompakta des Oberschenkelhalses.

Spiegelbildlich zu den nachgewiesenen Veränderungen des Knochenmineralgehalts fand sich am Therapieende ein leichter Anstieg des mittleren Osteocalcinspiegels, der sich 6 Monate später ebenfalls weitgehend zurückbildete.

Die Beeinflussung des Knochenmineralgehalts bewegte sich im Streubereich der Altersnorm, so daß klinisch relevante Veränderungen bei einer Therapiedauer von 6 Monaten nicht zu erwarten sind.

Wegen der Bedeutung der „peak-bone-mass" für das langfristige Osteoporoserisiko sollte jedoch versucht werden, mit Hilfe begleitender physikalischer und diätetischer Maßnahmen diesen geringen Mineralsalzverlust weiter zu reduzieren.

Literatur

1. Brown JP, Delmas PD, Malaval L, Edouard C, Chapuy MC, Meunier PJ (1984) Serum bone GLA-protein: a specific marker for bone formation in postmenopausal osteoporosis. Lancet I: 1091-1093
2. Christiansen C, Riis BJ (1987) Optimal prophylaxis for postmenopausal bone loss. Genant HK (ed) Osteoporosis Update 1987. pp 259-265
3. Genant HK, Cann CE, Ettinger B, Gordan GS (1982) Quantitative computed tomography of vertebral spongiosa: a sensitive method for detecting early bone loss after oophorectomy. Ann Intern Med 97: 699-705
4. Goulding A, Gold E (1990) Buserelin-mediated osteoporosis: Effects of restoring estrogen on bone resorption and whole body calcium content in the rat. Calcif Tissue Int 46: 14-19
5. Lian JB, Gundberg CM (1988) Osteocalcin. Clin Orthop 226: 267-291
6. Matta WH, Shaw RW, Hesp R, Evans R (1988) Reversible trabecular bone density loss following induced hypo-oestrogenism with the GnRH analogue buserelin in premenopausal women. Clin Endocrinol 29: 45-51
7. Riggs BL, Melton III LJ (1986) Involutional osteoporosis. N Engl J Med 314: 1676-1686
8. Spitz J, Stöcker M, Clemenz N, Kempers B, Fischer M (1990) Vergleichende Messung des Knochenmineralgehalts mit DPA und DPX. Erste klinische Erfahrungen. ROFO 152: 340-344
9. Whitehouse RW, Adams JE, Bancroft K, Williams CAV, Ellstein M (1990) Changes in trabecular bone mass during treatment of endometriosis. Assessment by QCT. Seventh International Workshop on Bone Densitometry 1989 (Abstr.) Calcif Tissue Int 46: 146

Nichtzufällige Chromosomenaberrationen in Myomen des weiblichen Genitaltrakts

M. Kiechle-Schwarz

Ich möchte Ihnen einige unserer Experimente aus der Grundlagenforschung vorstellen, die interessante genetische Besonderheiten der Myome an den Tag gebracht haben und durch welche wir möglicherweise etwas über den Entstehungsmechanismus dieser Tumoren lernen können.

Wir haben an Myomen zytogenetische Untersuchungen durchgeführt, die zu der Entdeckung geführt haben, daß Myome nichtzufällige, d. h. spezifische chromosomale Veränderungen, aufweisen. Dies war eine recht revolutionäre Entdeckung, da man bis vor kurzem noch annahm, daß solche zytogenetischen Aberrationen (insbesondere die von komplexerer Natur) nur bei bösartigen Geschwülsten zu finden seien.

Durch neuere zytogenetische Untersuchungen an einer Reihe von benignen Tumoren, wobei neben Myomen u. a. auch Lipome und Speicheldrüsenadenome analysiert wurden, konnte gezeigt werden, daß diese ebenfalls chromosomale Abweichungen aufweisen können. Man kann also folgern, daß Abweichungen vom normalen Karyotyp weder generell einen malignen Phänotyp charakterisieren, noch mit einem gesteigerten Potential zur malignen Transformation korreliert sind. In Myomen, die ja primär kein malignes Entartungspotential besitzen (Myome entarten ja praktisch nie!) lassen sich solche zytogenetischen Aberrationen nachweisen, die ebenso komplex sein können, wie die in primär malignen Tumoren.

Etwa 50% aller Myome zeigen abnorme Karyotypen. Hinsichtlich klinischer Parameter, wie Patientinnenalter, Tumorgröße, Menopausenstatus fanden wir keine Unterschiede (zytogenetisch abnorme vs normale). Insgesamt sind bislang knapp 100 abnorme Fälle beschrieben worden, wobei etwa ein Drittel davon von unserer Arbeitsgruppe untersucht wurde.

Interessanterweise findet man ganz spezifische genetische Veränderungen. Diese Tumoren weisen nichtzufällige chromosomale Rearrangements auf:

1. t(12;14) (q14-15;q23-24) als einzige Veränderung und zusammen mit anderen Aberrationen. Wiederkehrender Bruchpunkt bei 12q14-15.
2. del(7q21), Trisomie 12, del(6q23q25)
3. Komplexe Aberrationen
4. Ringchromosomen.

In Tabelle 1 sind noch einmal die am häufigsten gefundenen Veränderungen zusammengestellt.

Anhand dieser spezifischen Veränderungen ergibt sich nun auch ein ganz bestimmtes Bruchpunktmuster im Genom der Myome:

Bevorzugte Bruchpunkte sind 12q14-15 (int1, gli), 14q23-24 (fos), 7q21 (q31-32 met, int1L1), 1p36 (FGR). Interessanterweise sind im Bereich dieser Bruchstellen einige sog. Onkogene gemappt worden (s. Klammern). Also Gene, die bei der Zellproliferation eine wichtige Rolle spielen, bzw. diese steuern und regulieren. Nun versucht man durch molekularbiologische Analysen die Bruchpunkte genauer einzugrenzen und zu charakterisieren. (Erste molekularbiologische Untersuchungen mittels „Southern Blotting" zeigten keine unterschiedlichen Rearrangements in den Onkogenen der 14q- und 12q-Region in Myomen und normalem Myometrium im Vergleich. Hierbei wurden jedoch nur 3 Tumoren untersucht!).

Besonders interessant ist die 12q-Region auch deshalb, weil man sie auch bei anderen gutartigen Tumoren, wie dem pleomorphen Adenom der Speicheldrüse und dem Lipom rearrangiert findet. Man ist auch hier dabei die Bruchpunkte, die zumindest auf zytogentischer Ebene als identisch in der Bande 12q14/15 erscheinen durch molekulare Untersuchungen genauer zu charakterisieren. Möglicherweise stößt man dabei auf ein neues wachstumkontrollierendes Gen, welches bei einer Reihe von Tumoren durch zytogentische Alterationen aktiviert sein könnte.

Tabelle 1. Rekurrente Chromosomenaberrationen in Myomen

1. del(7)(q21)/(q21q32)
2. t(12;14)(q14-15;q23-24)
3. Trisomie 12
4. t(1;2)(p36;p24)
5. Ringchromosomen
6. Monosomie 22

Abschließend möchte ich noch einmal die wichtigsten Punkte zusammenfassen:

1. Durch zytogenetische Untersuchungen von benignen Tumoren hat man gelernt, daß chromosomale Veränderungen und seien sie noch so komplex nicht unweigerlich zur malignen Entartung führen müssen.
2. Darüber hinaus können Aufschlüsse über unterschiedliche Mechanismen des malignen und benignen Wachstums gewonnen werden und neue, proliferationsassoziierte Gene unabhängig von einem malignen Phänotyp entdeckt werden.
3. Durch diese Untersuchungen wird auch die Heterogenetät der Myome sehr gut aufgezeigt und erklärt vielleicht weshalb das eine Myom auf GNRH-Analoga anspricht und das andere nicht.

Literatur

1. Kiechle-Schwarz M, Sreekantaiah C, Berger CS, Pedron S, Medchill MT, Surti U, Sandberg (1991) Nonrandom cytogenetic changes in leiomyomas of the female genitourinary tract: a report of 35 cases. Cancer Genet Cytogenet 53: 125-136
2. Kiechle-Schwarz M, Berger CS, Surti U, Sandberg AA (1990) Rearrangement of band 10q22 in leiomyoma and leiomyomosarcoma of the uterus. Cancer Genet Cytogenet 47: 95-100
3. Nilbert M, Heim S (1990) Uterine leiomyoma cytogenetics. Genes Chromosomes Cancer 2: 3-13

Indikationen für die GnRH-Analogatherapie bei Uterus myomatosus

H. P. Zahradnik und M. Breckwoldt

Uterusmyome sind die am häufigsten vorkommenden benignen Tumoren der Frau. Die Symptomatik ist vielfältig, eine Altersabhängigkeit ist gegeben. 20-25% aller Frauen im 3.-4. Lebensjahrzehnt haben Myome. Myome können Ursache einer Infertilität sein. Fast die Hälfte aller Myome macht Beschwerden. Auffallende klinische Merkmale sind Schmerzen und Blutungsstörungen. Da die Myome in ihrem Wachstum östrogenabhängig sind, findet man während der Schwangerschaft eine Größenzunahme. Eine Reduktion des Größenumfangs fällt nach der Menopause auf. Der Östradiolrezeptorgehalt von Myomen ist größer [1].

Behandlungsmöglichkeiten

Operativ

Die bisher gebräuchlichste Behandlungsmethode bei Myomen ist ihre chirurgische Entfernung. Dies führt dazu, daß beispielsweise in den USA die Hälfte aller Hysterektomien wegen eines Uterus myomatosus vorgenommen werden. Das machte 1981/82 immerhin 300 000 Hysterektomien pro Jahr aus [2]. Hysterektomie oder Myomenukleation sind die beiden Möglichkeiten. Bei vaginalem Vorgehen sind in 25%, bei abdominalem in 43% operationsbedingte Komplikationen zu erwarten. Zu 30% treten dann erneut Myome auf, die in etwa 10% eine weitere Operation notwendig machen [1]. Selbst optimale chirurgische Maßnahmen können nicht die Wiederherstellung der Fertilität garantieren. In vielen Fällen ist die Größe oder der Sitz der Myome für eine Enukleation ungünstig. Es ist deshalb erstrebenswert, eine präoperative Größenreduktion zu erreichen.

Pharmakologisch

An Medikamenten stehen für dieses Vorgehen Gestagene oder Gonadotropin-Releasinghormon-Agonisten (GnRH-Analoga) zur Verfügung. Um mit Gestagenen einen Rückgang der Myomgrößen zu erreichen, muß relativ hoch dosiert werden. In Abhängigkeit von der verwendeten Substanz kann dann der Einfluß auf den Lipidstoffwechsel und somit die Atherogenität der Therapie erheblich sein. Die Nutzen-Risiko-Abwägung fällt ungünstig aus.

Die Anwendungsindikationen für GnRH-Analoga sollen hier mehr zur Sprache kommen:

Schally et al. haben 1972 die Aufklärung der Struktur und die Synthese des GnRH beschrieben [8]. Erst nachdem Knobil die physiologischen Wechselbeziehungen zwischen Hypothalamus und Hypophyse in ihrer Dynamik näher definierte, entsprach der therapeutische Erfolg der Releasinghormone bei der Sterilitätsbehandlung einigermaßen den in sie gesetzten Erwartungen [1]. GnRH und seine agonistisch wirkenden Analoga können niedrig dosiert bei pulsatiler Anwendung die Gonadotropinsekretion aktivieren. Hingegen wird die Gonadenfunktion bei wiederholter höherer Dosis durch eine graduelle Blockade des HVL unterdrückt. Eine einmalig hohe Dosis führt zunächst zu einer LH-Freisetzung. Diese ist von einer refraktären Phase herabgesetzter Empfindlichkeit des HVL bei teilweiser Gonadotropinentspeicherung dieses Organs gefolgt. Durch eine lang dauernde hochdosierte Anwendung von GnRH-Agonisten erreicht man somit eine reversible Unterdrückung der HVL-Funktion und als Folge davon eine Hemmung der Gonadenfunktion. Aufgrund dieser Eigenschaften sind GnRH-Agonisten von großem klinischem Interesse. Sie sind äußerst wirksam und ihre therapeutische Breite ist aufgrund der raschen Metabolisierung und der fehlenden metabolischen Nebenwirkungen sehr groß [7].

Die ersten Studien mit GnRH-Analoga bei Uterus myomatosus konnten eine rasche Verkleinerung des Uterus und der Myome aufzeigen. Als objektives Beurteilungskriterium wurde u. a. die Ultraschallmessung herangezogen. Die Blutungsstärke ging zurück, Blutungsanomalien konnten vermindert werden. Obwohl viele der Patientinnen u. a. über Hitzewallungen klagten, haben nur vereinzelt Frauen die Behandlung abgebrochen [3,6].

Leuprorelinacetat-Depot (Enantone®-Gyn Monats-Depot) [11]: Aufgrund der Unterdrückung der Ovarialfunktion durch GnRH-Analoga sind fast alle Patientinnen bereits nach 4 Wochen amenorrhoisch. Dementsprechend verschwinden dysmenorrhoische Beschwerden:

Schmerzen im kleinen Becken zu fast 80% und die oft beklagte Dyspareunie zu fast 70%. Nach 4- bis 6monatiger Behandlung mit GnRH-Analoga kann meistens eine signifikante Verkleinerung des Uterus myomatosus als Ganzes um über 50% erreicht werden. Die Myomvolumina allein betrachtet nehmen bei etwa 90% aller Frauen signifikant ab, in einem Drittel der Fälle um mehr als 80%.

Therapieprinzipabhängig klagen fast alle Frauen, die mit GnRH-Analoga behandelt werden über klimakterische Ausfallserscheinungen. Vor allem werden psychovegetative Beschwerden geschildert. Die Angaben sind mit denen postmenopausaler Frauen identisch und durch den Östrogenmangel erklärbar. Sowohl vom Arzt als auch von den betroffenen Frauen werden die Beschwerden überwiegend als leicht bis mäßig klassifiziert. Diese hohe Nebenwirkungsrate beeinflußt allerdings die gute Akzeptanz der Medikamente nicht negativ. Drei Viertel aller Frauen bezeichnen die Verträglichkeit als gut, nur 2% als schlecht [3].

Die Anwendung von GnRH-Analoga hat keine signifikanten Laborwertveränderungen zur Folge. Im Vergleich zu den prätherapeutischen Werten sind die Gesamtcholesterin- sowie LDL-Cholesterinwerte nach 6 Monaten zwar leicht erhöht, doch nie außerhalb des Normbereichs. Der Quotient aus HDL- und LDL-Cholesterin erreicht nie den Gefahrenbereich von 0,27. Ein weiteres Argument gegen die Anwendung von GnRH-Analoga wäre die durch den Östrogenmangel bedingte Knochendichtereduktion. Die Ergebnisse bei den Untersuchungen mit Leuprorelinacetat-Depot deuten daraufhin, daß unter der Behandlung in manchen Knochen ein Trend zum Knochensubstanzverlust besteht. Statistisch signifikant ist die Abnahme der spinalen Knochendichte [12]. Die für Leuprorelinacetat-Depot gefundenen medikamentenbedingten Knochendichteverluste decken sich quantitativ mit den Angaben anderer, die bei unterschiedlichen Indikationen ebenfalls mit GnRH-Analoga behandelt haben. Zwei bis drei Monate nach Beendigung einer GnRH-Analogen-Therapie sind die klimakterischen Beschwerden wieder verschwunden. Die erste Blutung tritt im Durchschnitt innerhalb von 90 Tagen auf. Praktisch alle Frauen haben schon im ersten posttherapeutischen Monat prätherapeutische Sexualhormonspiegel [5,9]. HDL und LDL normalisieren sich erwartungsgemäß bereits einen Monat nach Therapieende wieder. Frauen, die während der Behandlung mit einem GnRH-Analogen einen deutlichen Knochensubstanzverlust aufwiesen (fast looser?), zeigen 6 Monate nach Behandlungsende eine Normalisierung der Knochendichte. Nach einem Jahr beweisen computertomographische Messungen der Knochendichte unabhängig vom Substanzverlusttyp im spinalen Bereich bei allen Frauen eine Normalisierung der Werte [10,12].

Positiv zu vermerken ist ein unter der Behandlung mit GnRH-Analoga signifikanter Anstieg der Hämoglobinwerte. Das Ausbleiben der Regelblutung beseitigt natürlich auch die mit dem Uterus myomatosus verbundenen häufigen Blutungsanomalien und somit die erhöhten Blutverluste [3,6].

Indikation bei Uterus myomatosus

Für den operativ tätigen Gynäkologen steht unzweifelhaft fest, daß die therapiebedingte Verminderung der uterinen Durchblutung die Reduktion der Uterusgröße und die Reduktion der Myomvolumina das operative Risiko senken. Hierdurch ist das operative Ergebnis bei Erhaltung der Gebärmutter im Sinne einer restitutio ad integrum besser als ohne diese Vorbehandlung. Bei Notwendigkeit einer Hysterektomie kann häufiger der weniger eingreifende vaginale Weg einem abdonimalen Weg vorgezogen werden. Die pelviskopisch-laserchirurgische Entfernung kleiner Myome wird viel häufiger aufgrund der Vorbehandlung möglich sein. Hysteroskopische Eingriffe in Kombination mit laserchirurgischen oder elektrokaustischen Maßnahmen sind bei deutlich verkleinerten submukösen Myomen unter blutarmen bzw. blutleeren Verhältnissen leichter durchführbar.

Insbesondere ist die Anwendung von GnRH-Analoga präoperativ dann indiziert, wenn weiterhin Kinderwunsch besteht. Es ist logisch, daß ein kleineres Wundbett blutärmer operiert werden kann. Die normale Anatomie ist sehr viel leichter, häufiger und rascher wiederherzustellen.

Hieraus ergeben sich zwangsläufig die Indikationen für den Einsatz von GnRH-Analoga:

- Die bei einem Uterus myomatosus oft bestehende Anämie ist zu beheben.
- In wenigen Fällen können Myome so weit größenreduziert sein, daß sie mit Hilfe der derzeit möglichen Nachweismethoden nicht mehr festgestellt werden können.
- Bei Behandlung im Präklimakterium können u. U. bei Risikopatientinnen die Beschwerden so lange beherrscht werden, daß dann in der Postmenopause eine Operation überflüssig wird.
- Durch die therapiebedingte Verminderung der uterinen Durchblutung, die Reduktion der Uterusgröße und die Reduktion der Myomvolumina ist das operative Risiko für die Patientin signifikant zu reduzieren.

- Das operative Ergebnis, im Sinne der Erhaltung des Uterus ist deutlich besser als ohne die Vorbehandlung. Dies gilt insbesondere bei bestehendem Kinderwunsch.
- Ein größenreduzierter Uterus myomatosus kann, wenn eine Hysterektomie unumgänglich ist, eher vaginal als abdominal operiert werden.
- Pelviskopische, bzw. laparoskopische Verfahren zur Entfernung von Myomen (z. B. Laserchirurgie) sind nach Vorbehandlung eines Uterus myomatosus mit GnRH-Analoga sehr viel eher möglich. Sie werden in Zukunft wahrscheinlich einen sehr viel breiteren Raum bei der uteruserhaltenden Therapie des Uterus myomatosus einnehmen.

In der Summe aller therapeutischer Effekte ergeben sich für die erkrankte Patientin erheblich bessere Prognosen als ohne GnRH-Analoga-Behandlung:

Die Anämie wird beseitigt, eine Operation kann u. U. vermieden werden. Wenn eine Operation unumgänglich ist, wird der Eingriff risikoärmer, blutärmer und erfolgversprechender sein. Der abdominale Weg kann häufig zugunsten eines weniger eingreifenden vaginalen Operationsverfahrens umgangen werden. Statt einer Laparatomie kann manchmal der läparaskopische Weg beschritten werden.

Literatur

1. Buttram VC, Reiter RC (1981) Uterine Leiomyomata: etiology symptomatology and management. Fertil Steril 36: 433
2. Easterday CL, Grimes DA, Riggs JA (1983) Hysterectomy in the United States. Obstet Gynecol 62: 203
3. Healy DL et al. (1986) Towards removing uterine fibroids without surgery: subcutaneous infusion of a luteinizing hormone-releasing hormone agonist commencing in the luteal phase. J Clin Endocrinol Metab 63: 619
4. Knobil E (1980) The neuroendocrine control of the menstrual cycle. Rec Progr Horm Res 36: 53
5. Lemay A, Maheux R, Faure N et al. (1984) Reversible hypogonadism induced by a luteinizing hormone-releasing hormone (LH-RH) agonist (Buserelin) as a new therapeutic approach for endometriosis. Fertil Steril 41: 863
6. Maheux R et al. (1985) Luteinizing hormone releasing hormone agonist and uterine leiomyoma: a pilot study. Am J Obstet Gynecol 152: 1035
7. Sandow J (1983) Clinical application of LHRH and its analogs. Clin Endocrinol 18: 571
8. Schally AV et al. (1972) FSH-releasing hormone and LH-releasing hormone. Vitam Horm 30: 83
9. Shaw RW, Fraser HM, Boyle H (1983) Intranasal treatment with LHRH-agonist in women with endometriosis. Br Med J 287: 1667

10. Spitz et al. (1991) Nuclear Med 32: 5: 1026
11. Takeda-Pharma (1991) Enantone-Gyn bei Endometriose und Uterus myoma-tosus. Produktinformation, Takeda, Achen
12. Waibel-Treber S et al. (1989) Reversible bone loss in women treated with GnRH-agonists for endometriosis and uterine leiomyomata. Hum Reprod 4: 86

Ergebnisse einer Multicenter-Studie bei Uterus myomatosus mit Enantone®-Gyn Monats-Depot

H. J. Künzig

Das Myom zählt bei Frauen im reproduktionsfähigen Alter zu den häufigsten gutartigen Tumoren des Genitale. Klinische Symptomatik sind pathologische uterine Blutungen und damit verbundene Anämien, Sterilität und Aborte sowie je nach Myomlokalisation Komplikationen in der Schwangerschaft. Rund 80% der Myome finden sich bei Frauen zwischen dem 35. und 55. Lebensjahr.

Bisherige medikamentöse Therapieansätze konnten die in sie gesetzen Erwartungen nicht erfüllen, so daß als Therapie der Wahl der operative Eingriff im Vordergrund stand. Als neues Therapiekonzept wurde jetzt die medikamentöse Behandlung von Myomen mit GnRH-Analoga eingeführt.

In einer offenen multizentrischen Studie wurde die Wirksamkeit und Verträglichkeit von Enantone®-Gyn Monats-Depot nach Applikation von 3,75 mg monatlich bei 114 Patientinnen mit Uterus myomatosus über einen Zeitraum von 24 Wochen untersucht.

Einschlußkriterien waren die palpatorisch und sonographisch gesicherte Diagnose, Schwangerschaftsausschluß, eine Menstruationsblutung vor Studienbeginn sowie das Einverständnis der Patientin.

Studienziel war, die Wirksamkeit, Verträglichkeit sowie die Nebenwirkungen, die meist auf dem pharmakologischen Profil der Substanz beruhen, zu erfassen.

Zur Auswertung lagen 114 Verlaufsbeobachtungen aus 10 Prüfzentren vor. Bei 63 Patientinnen lag anamnestisch eine Sterilität vor, die mittlere Erkrankungsdauer betrug 3 ± 4 Jahre. Das mittlere Alter betrug 34 Jahre. 13 Patienten waren älter als 40 Jahre, 81 Patienten (71%) älter als 30 Jahre. Der Zyklus wurde bei 75% der Patientinnen als regelmäßig beurteilt, bei 46% waren die monatlichen Blutungen verstärkt. Zwischenblutungen wiesen 20 Frauen auf.

Die hypophysären Hormone FSH, LH und Prolaktin im Serum zeigten bereits nach 4 Wochen einen deutlichen Abfall, der über den gesamten Behandlungszeitraum aufrecht erhalten werden konnte.

Die Östradiol- und Progesteronspiegel im Serum nahmen bei den Patientinnen bereits 4 Wochen nach der ersten Applikation von

Leuprorelinacetatdepot deutlich ab. Bei einem Ausgangswert von 155 pg/ml lag der Plasmaöstradiolspiegel nach 4 Wochen im Median bei 35 pg/ml, der Plasmaprogesteronspiegel im Median bei 1,5 ng/ml. Nach 24 Wochen wurde ein Östradiolwert von 25 pg/ml gemessen, der Plasmaprogesteronwert lag bei 1,6 ng/ml.

Auch der Testosteronspiegel zeigte bereits nach einer 4wöchigen Behandlung eine Abnahme, die über die 6monatige Behandlung aufrecht erhalten wurde.

Die Nebennierenrindenhormone Cortisol und Dehydroepiandrosteronsulfat blieben über den gesamten Behandlungsverlauf unverändert, d. h. Leuprorelinacetatdepot zeigte keinen Einfluß auf die Nebennierenrinde.

Die Leuprorelinacetat-Spiegel zeigten einen konstanten Verlauf über den 24wöchigen Behandlungszeitraum.

74 Patientinnen (ca. 75%) wiesen eine Dysmenorrhoe auf, diese verschwand im Laufe der Behandlung bei 66 Patientinnen (90%), 5 Patientinnen berichteten über eine Verbesserung der Symptome und nur 3 Patientinnen klagten über unveränderte Beschwerden.

Eine Dyspareunie lag bei 49 Patientinnen (ca 45%) vor. Diese konnte bei 70% beseitigt und bei 14% der Patientinnen gebessert werden. 8 Patientinnen, das sind weniger als 10%, wiesen nach Therapieende unveränderte Beschwerden auf.

Ähnliche Remissionsquoten konnten auch bei den Symptomen Schmerzen im kleinen Becken, Beckendruckempfindlichkeit oder Verhärtungen im kleinen Becken vor und nach Therapie beobachtet werden.

Anhand der sonographischen Bestimmung des Uterusvolumens nach folgender Formel:

$$1/6\,\pi \cdot \text{Länge} \cdot \text{Breite} \cdot (a - p\varnothing)$$

betrug das mittlere Uterusvolumen vor Therapiebeginn 111 cm^3. Der Streubereich lag vor Therapiebeginn zwischen 20 und 1,080 cm^3.

Nach 6 Monaten betrug das Uterusvolumen im Median 65 cm^3, der Streubereich lag zwischen 10 und 560 cm^3.

Das Uterusvolumen nahm bei 95 Patientinnen (83%) ab. Bei 9 blieb es unverändert und bei 2 Patientinnen nahm es zu. Eine Volumenabnahme von mehr als 20% konnte bei insgesamt 76 Patientinnen (70%) beobachtet werden.

Das Volumen der Myome streute individuell erheblich. Bei Therapiebeginn lag es im Median bei 33 cm^3, minimal 0,52 – maximal 724 cm^3. Nach Therapieende betrug das mittlere Myomvolumen 14 cm^3, minimal 0 cm^3 – maximal 502 cm^3.

Bei insgesamt 11 Patientinnen waren nach Therapieende keine Myome mehr feststellbar (10%). 105 Patientinnen wiesen eine Abnahme der Myomvolumina auf, bei 7 Patientinnen wurden keine Veränderungen oder eine Größenzunahme beobachtet. 90 Frauen (80%) wiesen eine Myomabnahme von mehr als 20% auf.

Unerwünschte Begleiterscheinungen traten auf, wie sie aufgrund der pharmakodynamischen Wirkung der Substanz zu erwarten waren.

Am häufigsten genannt wurden Hitzewallungen (89%), Schwitzen (73%), Schlaflosigkeit (54%), Kopfschmerzen (46%) und Stimmungsänderungen (44%).

Trotz dieser primär hoch erscheinenden Rate an unerwünschten Begleiterscheinungen wurde die Behandlung von den Patientinnen gut toleriert.

So wurde nur in 2 Fällen die Behandlung mit Leuprorelinacetatdepot wegen nicht mehr tolerierbarer unerwünschter Begleiterscheinungen vorzeitig abgebrochen. Es handelte sich in einem Fall um eine Patientin mit Hitzewallungen und Schweißausbrüchen, bei der zweiten Patientin erfolgte der Abbruch aufgrund von Schlaflosigkeit, Depressionen, Schwitzen, Kopfschmerzen, Übelkeit, Abnahme der Libido und der sexuellen Aktivität, unreiner Haut und Rückenschmerzen.

In zwei weiteren Fällen wurde die Behandlung einmal abgebrochen, da die Patientin nicht mehr erschien. Im zweiten Fall wurde die Therapie beendet, da sich keine Reduktion der Myomgröße einstellte und die Patientin eine Karzinophobie entwickelte.

Nach der 6monatigen Behandlung mit Enantone®-Gyn Monats-Depot erfolgten bis zum gegenwärtigen Zeitpunkt 33 Follow-up-Operationen. Meist wurde der Eingriff innerhalb der ersten zwei Monate nach der letzten Injektion während der Down-Regulation überwiegend als Myomenukleation mit Organerhaltung durchgeführt.

In keinem Fall wurde eine Operation als erschwert angegeben. In zwei Fällen wurde die Operabilität als gleich zu nicht vorbehandelten Patientinnen, aber in 84,8% vom Operateur als erleichtert angegeben.

Zusammenfassung

Als wichtigste Indikation für die Behandlung mit Leuprorelinacetatdepot bei Uterus myomatosus sehen wir die Behandlung vor einer geplanten Operation an, z. B. vor einer Myomenukleation bei bestehendem Kinderwunsch. Durch die Behandlung mit Enantone®-Gyn Monats-Depot können Myome verkleinert und daher kann der operative Eingriff erleichtert werden. Evtl. wird im Einzelfall auch eine Operation gänzlich zu vermeiden sein, da Totalremissionen beobachtet worden sind. Allerdings scheinen weitere Untersuchungen zu diesem Thema erforderlich.

Auch kann nach GnRH-Therapie statt einer Laparotomie eine laparoskopische Myomenukleation und damit ein wesentlich kleinerer Eingriff für die Patientin möglich werden.

Bei bestehendem Kinderwunsch steht die Verkleinerung des Myoms oder des Uterus myomatosus im Vordergrund, allerdings müssen weitere Untersuchungen durchgeführt werden, ob es verantwortbar ist, einen Uterus myomatosus medikamentös zu behandeln und anschließend ohne Operation eine Schwangerschaft anzustreben.

Im Vordergrund aller Maßnahmen steht die Organerhaltung mit besserer Operationsmöglichkeit (keine Cavumeröffnung) und das große Ziel, das Erreichen einer Schwangerschaft.